ÉTUDE ANATOMO-PATHOLOGIQUE

DES

LÉSIONS DU FOIE

DANS LA GASTRO-ENTÉRITE DES NOURRISSONS

PAR

Le Dr Eugène TERRIEN

Ancien interne lauréat des hôpitaux de Paris

PARIS

G. STEINHEIL, ÉDITEUR

2, RUE CASIMIR-DELAVIGNE, 2

1899

ÉTUDE ANATOMO-PATHOLOGIQUE

DES

LÉSIONS DU FOIE

DANS LA GASTRO-ENTÉRITE DES NOURRISSONS

IMPRIMERIE LEMALE ET Cie, HAVRE

ÉTUDE ANATOMO-PATHOLOGIQUE

DES

LÉSIONS DU FOIE

DANS LA GASTRO-ENTÉRITE DES NOURRISSONS

PAR

Le Dr Eugène TERRIEN

Ancien interne lauréat des hôpitaux de Paris

———

PARIS

G. STEINHEIL, ÉDITEUR

2, RUE CASIMIR-DELAVIGNE, 2

———

1899

A MONSIEUR LE PROFESSEUR GRANCHER

Professeur de clinique infantile à la Faculté.
Membre de l'Académie de médecine.

Mon Cher et très honoré Maître,

Permettez-moi de saisir l'occasion qui m'est offerte aujourd'hui de vous exprimer mes sentiments de reconnaissance.

Après m'avoir accueilli comme interne, vous me faites l'honneur d'accepter la présidence de cette thèse ; et, toujours plein de bienveillance à mon égard, vous avez bien voulu, mon internat terminé, m'autoriser à rester près de vous, dans votre beau service de l'hôpital des Enfants-Malades.

Je vous prie donc, mon cher Maître, d'agréer ce modeste travail, que j'aurais souhaité plus digne de vous, comme le témoignage de ma vive gratitude et de mon profond respect.

Eugène Terrien.

ETUDE ANATOMO-PATHOLOGIQUE

DES

LÉSIONS DU FOIE

DANS LA GASTRO-ENTÉRITE DES NOURRISSONS

----◄■►----

INTRODUCTION ET HISTORIQUE

Par leur texture délicate, leurs fonctions si spéciales et leur situation, le foie et le rein, plus que les autres organes, semblent particulièrement exposés à ressentir les effets de l'intoxication et de l'infection. Le rein, en raison même de ses fonctions éliminatrices, apparaît comme l'aboutissant obligé des substances pathogènes. Le foie, plus spécialement chargé de fixer, d'emmagasiner et de détruire ces produits (1), en devra subir plus directement aussi l'action nocive.

Souvent cette élimination et cette protection ne s'exerceront qu'au prix d'altérations plus ou moins considérables des organes qui en sont chargés ; le foie et le rein sont éga-

----

(1) ROGER. *Action du foie sur les poisons.* Th. de Paris, 1887.
KOTLIAR. *Arch. de biol. de St-Pétersbourg,* 1893.

lement menacés, au moins dans les infections et les intoxications générales.

Mais, quand les produits toxiques viendront de l'intestin,
les chances ne seront plus égales. On sait, en effet, quelles
étroites relations unissent le foie et l'intestin (1) et quel
retentissement la fièvre typhoïde, la dysenterie, l'entérite tuberculeuse peuvent avoir sur le foie. C'est lui qui,
dans ces affections, devra répondre le premier aux provo-
cations parties de l'intestin. Il protège le rein, pour ainsi
dire ; celui-ci n'a plus guère à compter qu'avec une faible
quantité de ces poisons, celle que la glande hépatique aura
laissé passer inattaquée.

Théoriquement le rein ne sera donc lésé qu'après le foie.

Chez le nourrisson, les choses doivent se passer de même,
et l'on peut, *à priori,* supposer que les altérations du foie ne
doivent pas être rares dans la gastro-entérite, car l'existence de l'albuminurie elle-même a été assez souvent constatée (2).

Et de fait, ces altérations hépatiques sont fréquentes.
Parrot, Bouchut, Rilliet et Barthez avaient bien parlé
des modifications qui peuvent survenir dans le foie au
cours de la diarrhée des jeunes enfants ; quant aux liens
qui unissent ces deux faits, ils restaient encore assez mal
établis. Legendre cependant, dans un travail fort bien fait,
dont je dois la connaissance à mon maître le D\u02b3 Marfan (3),

---

(1) HANOT. Les relations de l'intestin et du foie en pathologie. Congrès de
Bordeaux. *Arch. gén. de médecine,* 1895-1896.

(2) ZANFIRESCO. *Albuminurie et indicanurie dans la gastro-entérite des nouveau-nés.* Th. de Paris, 1898.

(3) LEGENDRE. *Recherches anatomo-pathologiques et cliniques sur quelques
maladies de l'enfance.* 1846 (art. dégénérescence graisseuse du foie), p. 376.

affirmait déjà l'importance des troubles intestinaux comme facteur de la dégénérescence graisseuse du foie. Pour lui, il existe entre ces deux phénomènes une corrélation évidente, des rapports de cause à effet. « Quant à la cause de cette altération pathologique, dit-il, nous ne saurions admettre avec Rilliet et Barthez que les troubles fonctionnels et les lésions de l'intestin soient sans influence sur son développement. Pour notre compte, nous commencerons par établir comme un fait certain l'existence fréquente de la transformation graisseuse du foie chez les enfants *non tuberculeux* atteints de diarrhée opiniâtre... Et dans la tuberculose elle-même, il semble que ce soit surtout aux phénomènes morbides qu'elle finit par déterminer du côté du tube digestif, qu'on doive rapporter cette dégénérescence ».

Ainsi il établit l'influence des troubles intestinaux dans la genèse de la dégénérescence graisseuse du foie. Et, plus loin, à propos de la fréquence de cette altération au cours des diarrhées infantiles prolongées et des conditions pathologiques qui paraissent en favoriser le développement, il s'exprime ainsi (p. 379) : « Relativement au premier point, nous dirons que nous avons constaté cette altération dans 14 des 28 faits qui font la base de ce travail, c'est-à-dire dans la moitié des cas. Quant à sa pathogénie, nous croyons qu'on doit rattacher cette altération plutôt au flux diarrhéïque qu'aux désordres anatomiques que ce dernier finit par déterminer dans le tube digestif. On ne peut pas en effet établir de corrélation entre le degré plus ou moins avancé de l'état graisseux du foie et celui des altérations intestinales ; car, s'il arrive qu'on trouve le foie très gras dans des circonstances où la muqueuse du gros intestin présente un grand nombre d'ulcérations profondes, on rencontre d'autres cas dans lesquels une transformation graisseuse aussi avancée ne coïncide qu'avec des altérations anatomiques superficielles ou même avec un état d'intégrité parfait de la muqueuse du tube digestif. »

Mais la plupart des auteurs bornent, pour ainsi dire, leurs investigations à la table d'amphithéâtre. Tous constatent la stéatose du foie. Löwenstein (1), puis Steiner et Neureutter (2), en Allemagne, sont parmi les premiers qui étudient de près la surcharge graisseuse du foie chez l'enfant. Sur 372 autopsies, ces derniers auteurs rencontrent cette lésion 222 fois. Mais les enfants étaient d'âges très différents : le plus jeune avait 11 mois, le plus âgé 15 ans ; 115 étaient des tuberculeux... cependant, disent-ils, si la tuberculose se trouve alors plus souvent incriminée, c'est que les autopsies sont plus fréquentes avec cette maladie. Ils divisent en deux groupes les causes susceptibles de provoquer le développement de graisse dans le foie : les unes indirectes, telles que l'âge, les troubles de la nutrition, etc. ; les autres, directes, parmi lesquelles se rangent les maladies du foie et les troubles de l'alimentation.

Cependant Lewis Smith, sur une série de 32 enfants morts de « diarrhée d'été », ne trouve aucune modification hépatique (3).

Frédérick Betz, au contraire, considère comme très fré-

---

(1) Löwenstein. Hypertrophie hépatique des nouveau-nés. *Med. Ztg. Russland*. St Pétersbourg, IV, 1847, 291.

(2) Steiner et Neureutter. Die fettige u. amyloïde Entartung der Leber im Kindesalter. *Jahrb. f. Kinderheilk.* Wien, 1865. VII. 3 Hft 1-23.

(3) Lewis Smith. Le foie de l'enfant dans l'entéro-colite. *London med. record*, 19, 1873, et *Jahrb. f. Kinderk.*, Bd VI, p. 489.

quent, au cours de la première année, cet état qu'il désigne du nom « d'hypertrophie graisseuse du foie » (1). Elle relève surtout, nous dit-il, de mauvaises conditions hygiéniques, et, parmi les causes qui la produisent, doivent figurer surtout la suralimentation des enfants... puis enfin le catarrhe de l'intestin amenant une résorption de graisse. Mais cette influence de la gastro-entérite sur la production de la stéatose hépatique lui paraît problématique; il va même jusqu'à subordonner à cette lésion du foie les troubles digestifs qu'on observe : « Rilliez et Barthez, dit-il, puis, avec eux Steiner et Neureutter croient avec raison, que le catarrhe intestinal ne peut pas engendrer le foie gras. C'est celui-ci qui est le premier en date, les troubles intestinaux doivent être considérés comme secondaires à l'existence du foie gras. »

Plus près de nous Felsenthal et Bernhardt, reprenant la question, rapportent onze autopsies d'enfants audessous d'un an et atteints de troubles digestifs aigus ou chroniques. Toujours ils constatent une notable dégénérescence graisseuse du foie ou de l'hépatite parenchymateuse (2).

Chez deux autres nourrissons, Rolleston et Kauthack (3) signalent un état vacuolaire des cellules du foie qui, d'après leur description même, semble dû à l'existence de gouttes de graisse dissoute.

---

(1) Fr. Betz. Beitrag z. Lehre der fettige Leberhypertrophie im Kindesalter Memorabilien, Heilbronn, 1876, XXI, et Ref. nach. *Virchow Hirsch's Iahresberichte*, 1877, II, 623.

(2) Felsenthal et Bernhardt. *Arch. f. Kinderh.*, Bd 17, p. 222.

(3) Rolleston et Kauthack. Beitrag z. Pathologie der cystichen Erkrankung der Leber in Neugebornen. *Virch. Arch.*, 1892. Bd 130, Hft 3.

Henoch (1), Biedert (2) font les mêmes constatations chez plusieurs enfants morts de diarrhée chronique.

Thiemiesch (3) enfin, tout dernièrement, après avoir passé en revue quelques-uns des travaux précédents, examine au microscope les foies de 32 enfants, ayant succombé à la gastro-entérite; tous, sauf un, appartiennent à des enfants de moins d'un an.

Neuf fois (28 p. 100 des cas) il, trouve cet organe normal.

Vingt fois (62 p. 100), le foie est un peu gros : infiltration graisseuse limitée presque toujours à la périphérie du lobule ; les noyaux se colorent mal.

Dans trois cas enfin (10 p. 100), infiltration énorme, totale, effaçant la structure du parenchyme ; les noyaux ne prennent plus ou à peine la matière colorante.

Ainsi l'attention se fixe surtout sur les lésions parenchymateuses ; ce fait, qu'on rencontre fréquemment dans les autopsies des nouveau-nés morts de diarrhée un fort degré d'état graisseux du foie, est partout accepté. Il semble que les lésions portent exclusivement sur les cellules hépatiques et qu'elles puissent être résumées dans ce seul mot : infiltration graisseuse, à laquelle Thiemiesch ajoute un défaut de coloration du noyau.

Des autres éléments du foie il n'est nullement question ; les vaisseaux sanguins, le tissu conjonctif ne semblent prendre aucune part aux altérations hépatiques.

Récemment cependant, Pilliet, Lesage parlent de conges-

---

(1) HENOCH. *Vorlesungen über Kinderkrankheiten.* Berlin, 1895, p. 564.

(2) BIEDERT. *Lehrbuch der Kinderkrankheiten.* 10. Auflage, Stuttgart, 1890, p. 184.

(3) THIEMIESCH. *Beitrage z. path. An. u. z. allg. Path.*, Bd XX, 1896, p. 179.

tion, d'infiltration embryonnaire : « Dans les cas à marche
rapide (1), le foie est congestionné ; au microscope, on
note une réplétion des vaisseaux par une très grande quantité de globules rouges. Les cellules sont normales en
volume, mais très chargées de granulations pigmentaires
qui obscurcissent son protoplasma. Il n'y a ni phlébite ni
infiltration (2) du tissu conjonctif par des lymphocytes. »

Dans deux cas, le même auteur a noté une véritable distension des vaisseaux avec destruction de la sériation des
travées cellulaires.

Si l'évolution a été moins rapide, l'aspect du foie est
alors tout différent : le foie, dit-il, est pâle, anémié souvent par zones, et ne donne à la coupe que très peu de sang ;
les vaisseaux alors contiennent peu de globules rouges, il
y a anémie de l'organe ; les cellules sont normales et contiennent peu de granulations.

Si enfin l'infection a duré assez longtemps, on note de la
dégénérescence graisseuse siégeant surtout sur les cellules
de la périphérie du lobule (Sevestre, Simon, Renard).

Dans une série de six cas, Gastou (3) trouve, avec l'infiltration graisseuse, de la capillarite, une infiltration
embryonnaire des espaces portes, des altérations cellulaires,
et même il décrit encore de l'endartérite, de l'endophlé-
bite..... Mais ces cas ne sont pas simples ; ils sont com-
pliqués de broncho-pneumonie, de rougeole, de tuberculose......, si bien qu'il devient difficile de faire la part

(1) LESAGE. Art. Infections digestives, *Traité des maladies de l'enfance*, t. II,
p. 560.
(2) Nos observations nous conduisent à une conclusion inverse. V. plus bas,
p. 18 et suivantes.
(3) GASTOU. *Le foie infectieux*. Thèse de Paris, 1893.

exacte de la gastro-entérite dans la détermination de ces lésions.

Pour arriver à ce résultat, il fallait prendre des cas types, des formes pures aiguës et chroniques de gastro-entérite. C'est ce que nous avons fait ; dans trois ou quatre cas seulement, malgré la fréquence des complications pulmonaires dans cette maladie, la diarrhée était accompagnée d'une autre affection.

Ces quelques observations complexes ont été à dessein placées à côté des autres ; ainsi il sera plus facile d'apprécier ce que la maladie concomitante peut ajouter aux lésions habituellement constatées dans la gastro-entérite pure.

Quelques figures annexées aux observations rendront du reste plus claires les descriptions histologiques. Ces planches ont été dessinées avec autant de soin que d'exactitude par mon frère, le Dr Félix Terrien, chef de clinique ophtalmologique à l'Hôtel-Dieu, et je suis heureux de pouvoir lui adresser ici l'expression de mes sentiments d'affectueuse reconnaissance.

CHAPITRE PREMIER

Étude des altérations hépatiques dans la gastro-entérite.

Rappelons d'abord en quelques mots les principaux caractères du foie normal chez le nouveau-né bien portant.

En étudiant ses modifications pathologiques, nous trouverons quelques caractères qui paraissent le rapprocher du foie fœtal ; nous dirons ce qu'il faut penser de cette analogie.

Dans le foie normal du nouveau-né, *la lobulation* paraît absente ou à peu près dans tous les cas. Est-ce un premier degré de la manifestation morbide ? Telle est, semble-t-il, l'opinion de Lesage (1) qui relate ce fait dans deux cas de gastro-entérite. Pour nous, cette disposition nous a paru trop constante pour que nous puissions voir là rien de pathologique ; nous croyons plus volontiers qu'à cet âge l'absence de lobulation est un des caractères du foie normal.

Les *travées hépatiques* sont tortueuses, irrégulières : tantôt, mais rarement, elles sont formées de cellules placées bout à bout, comme chez l'adulte, en file unique ; tantôt, et c'est la règle, les cellules qui les composent se réunissent en groupes de quatre, six, dix, pour former des

_____

(1) *Loco citato.*

sortes de blocs; ou bien elles se coudent et forment bosse,
pour ainsi dire, dans la lumière d'un capillaire; ou encore
elles poussent des bourgeons latéraux, si bien qu'on voit
ces travées prendre, tour à tour, la forme d'un demi-cer-
cle, d'une S, d'un Y; etc... Les cellules hépatiques qui les
composent sont individuellement plus petites que celles de
l'adulte, de telle sorte que la travée hépatique elle-même a
un volume moindre.

Le *tissu conjonctif* est naturellement plus abondant.

L'*élément vasculaire* domine dans la majorité des cas ;
comme l'a dit le professeur Hutinel « la distension du système veineux est constante durant les premiers mois de la
vie ». Cependant les variations de calibre des capillaires sont telles qu'il est parfois assez difficile de déterminer exactement l'état normal. Un point de repère serait
nécessaire. Or, il semble qu'on puisse établir comme règle
que, habituellement, le calibre des capillaires a un diamètre
inférieur ou tout au plus égal à celui de la travée hépatique
unicellulaire (celle qui se trouve formée de cellules uniques
placées bout à bout).

C'est donc en prenant la travée hépatique comme terme
de comparaison, que nous apprécierons la dilatation des
capillaires.

Fréquemment enfin, même dans l'état normal, on trouve
quelques cellules rondes autour des canaux biliaires.

Ces notions établies, quelles sont les modifications subies
par le foie dans la gastro-entérite ?

Nous allons voir que, bien que souvent légères, elles sont
complexes et presque constantes.

Dans tous les cas qu'il nous a été donné d'étudier, les

fragments du foie, pris assez peu de temps après la mort
pour qu'on n'ait pas à redouter de causes d'erreur provenant d'altérations cadavériques, étaient fixés de la façon
suivante :

Acide osmique 1 p. 100 pendant 24 heures.

Lindsay 4 à 6 heures suivant le volume.

Zenker additionné d'un peu d'alcool à 90°, 6 à 12 heures.

Ce dernier fixateur nous a paru mériter la préférence
parce qu'il ne gêne en aucune façon la coloration ulté-
rieure.

Comme colorants nous avons employé l'hématéine éosine,
l'hématoxyline au fer de Heidenhain, l'hématéine carmin
picriqué. Ce dernier réactif, auquel nous avons eu recours
de préférence, a l'avantage de multiplier les colorations :
noyaux violets, globules sanguins jaune d'or, protoplasma
cellulaire brun foncé, tissu conjonctif rose vif. Il devient
ainsi facile de mettre en évidence de minces traînées conjonctives, ou des parois de capillaires qui ne sont guère visibles après l'emploi de l'hématéine-éosine.

Une précaution indispensable encore consiste à recueillir
toujours plusieurs fragments d'un même foie, en les prenant en différents points de l'organe. Les lésions, en effet,
ne sont point partout identiques, et l'on risquerait, par un
examen trop sommaire, de passer à côté d'altérations parfois accentuées.

Voici du reste les examens détaillés de nos vingt-huit
observations.

OBSERVATION I

RÉSUMÉ CLINIQUE. — Geneviève M..., 18 jours. Gastro-entérite suraiguë : vomissements, diarrhée verte, selles fréquentes, convulsions. Durée 3 jours.

Ni syphilis, ni tuberculose dans les antécédents. Rien au cœur.

AUTOPSIE. — Foie déborde de 1 centim. 1/4 le rebord costal ; coloration rouge violacé ; grosses taches blanchâtres à la surface. Poids 161 grammes. Les autres organes sont sains.

Étude microscopique du foie. — Pas trace de lobulation ; les travées hépatiques n'ont aucune tendance à prendre la disposition radiée.

Espaces portes. — Normaux. Ni épaississement, ni infiltration embryonnaire.

Pas de néo-canalicules.

Veine centrale. — Peu modifiée ; gorgée de globules rouges et de leucocytes.

Capillaires. — *Congestion énorme :* le calibre des capillaires est considérablement augmenté. Leur diamètre dépasse beaucoup celui des travées hépatiques.

Presque partout celles-ci sont amincies, écrasées ou même réduites par places à l'état de traînées filiformes ou de blocs constitués par deux ou trois cellules ; si bien que la préparation rappelle assez l'aspect d'un réseau caverneux (v. figure 1).

La lumière de ces capillaires est gorgée de globules rouges et contient aussi un grand nombre de cellules rondes.

La paroi est à peine visible ; on ne la trouve un peu augmentée d'épaisseur que dans quelques points, en particulier au voisinage des nodules embryonnaires ; là les cellules endothéliales gonflées font saillie dans la lumière des capillaires.

Au niveau de ces nodules, qu'on trouve en grand nombre dans la préparation, il y a deux altérations fondamentales : *une énorme infiltration de leucocytes, une altération manifeste des travées hépatiques.*

Parenchyme. — En dehors de ces points, les cellules hépa-

tiques sont normales, leurs limites bien nettes, le protoplasma et
le noyau bien colorés.

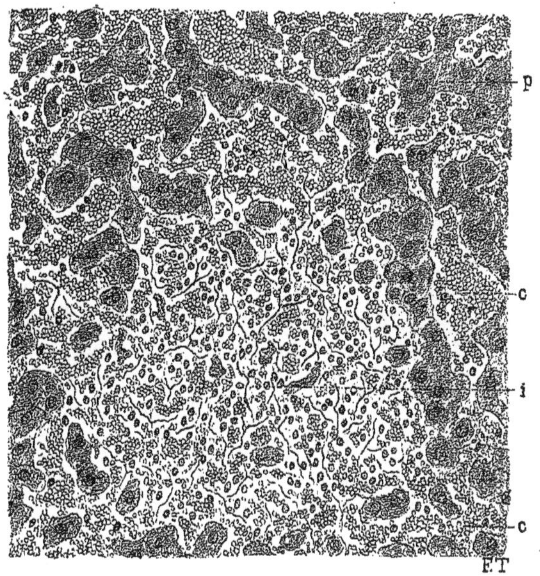

FIG. 1. — *Gastro-entérite suraiguë. Nodules embryonnaires intra-lobulaires.*
(OBS. 1. — Grossissement : 210 diam.)

C. Capillaires très congestionnés, calibre énorme. En se dilatant ils écrasent les
travées entre lesquelles ils sont situés. Celles-ci disparaissant, les parois des
capillaires arrivent bientôt au contact et forment cette sorte de réseau qu'on
voit sur la préparation.

I. Infiltration embryonnaire : les leucocytes, beaucoup plus nombreux que ne l'indique le dessin, se sont accumulés dans ce point où les capillaires sont déjà dilatés ; ils forment là une sorte d'amas, de nodule mais restent dans la lumière des
capillaires.

P. Parenchyme dont les travées s'amincissent et se disloquent sous l'influence
de la dilatation des capillaires ; au niveau du nodule il n'est plus représenté
que par quelques blocs de cellules hépatiques.

Nulle part on ne trouve trace de graisse.

Au niveau des nodules, au contraire, l'aspect des cellules est
complètement modifié. On y peut distinguer :

α) *Une zone périphérique* qui se continue sans transition avec le parenchyme sain ; les travées hépatiques existent encore, nettes et complètes ; elles sont formées de cellules hépatiques normales. La seule modification qu'on observe à ce niveau, c'est l'*amincissement extrême des travées*, par tassement, sous l'influence de la dilatation capillaire de plus en plus marquée à mesure qu'on approche du centre du nodule.

β) *Une zone moyenne où les travées sont disloquées* : on ne trouve plus que des blocs de 4 à 6 cellules hépatiques ; ce sont des travées qui se sont rompues sous la pression des capillaires.

Les *cellules hépatiques* elles-mêmes sont ici plus ou moins altérées : les noyaux sont tous bien colorés, mais le protoplasma n'a plus une teinte régulière et égale ; il y a des cellules à protoplasma plus clair bien que teinté encore, des cellules à bords nets mais dont le protoplasma tout à fait transparent est devenu hyalin, d'autres enfin où les limites de la cellule sont impossibles à préciser, ses bords semblant se fondre peu à peu.

Ces altérations cellulaires se rencontrent surtout dans ces blocs fragmentés que nous avons signalés plus haut.

γ) *Une zone centrale* : ici les cellules hépatiques n'existent plus, on ne trouve plus qu'un réseau rose, très ténu, dont les mailles sont remplies de cellules rondes.

Ce *réseau* est constitué par la paroi des capillaires. Les travées hépatiques s'étant peu à peu effacées sous la pression des capillaires turgescents qui les bordaient, ceux-ci n'ont pas tardé à se mettre en contact ; leurs parois accolées ont formé alors ce réseau dont les mailles ne sont autre chose que la lumière dilatée de ces mêmes capillaires. Et, la preuve que ce réseau s'est bien formé ainsi, c'est que, de loin en loin, on trouve à sa surface des noyaux allongés, témoignant qu'il s'agit bien là de la paroi capillaire, avec son endothélium.

L'*infiltration de cellules rondes* qui encombrent ses mailles est telle que, a priori, elle donne l'impression d'un tissu adénoïdien.

Ces cellules n'ont pas toutes un aspect identique. On trouve en effet des noyaux foncés, non entourés de protoplasma, les uns petits, les autres d'un volume égal à celui des cellules hépatiques ; d'autres sont entourés d'une zone mince de protoplasma faiblement teintée.

La plupart de ces cellules semblent être des leucocytes. Cependant, en plusieurs points, il semble que c'est la travée hépatique elle-même qui vient se perdre dans les mailles du réseau, la paroi capillaire ayant cédé ou n'étant pas visible en ce point. Il est donc permis de penser que plusieurs de ces cellules ne sont que des débris de cellules hépatiques, réduites à un noyau entouré d'une mince zone encore persistante de protoplasma à contours indécis.

En résumé. — Congestion énorme, infiltration leucocytaire intra-lobulaire et intra-vasculaire sous forme d'îlots étendus avec altérations des cellules hépatiques à ce niveau (1).

Pas d'altérations des espaces portes ni du parenchyme en dehors de ces îlots.

A peine un peu de capillarite aux environs des nodules.

Observation II

Résumé clinique. — Gustave H..., 2 mois 1/2, hydrocéphalie énorme ; convulsions. — Pas de fièvre ni de diarrhée à l'entrée ; celle-ci ne survient que dans les trois derniers jours.

L'enfant meurt cachectique.

Autopsie. — Pas de lésions appréciables des organes en dehors de l'hydrocéphalie.

Le foie, d'une coloration rouge-brun, ne déborde pas les fausses côtes ; poids : 90 gr.

Étude microscopique du foie. — Pas de lobulation appré·ciable, bien que le foie soit à *peu près normal*. On voit bien les

______

(1) Il est intéressant de noter la coexistence des lésions du foie et des convulsions signalées pendant la vie ; ce sont des faits analogues, en effet, qui ont engagé Mya à édifier une théorie hépatique de l'éclampsie infantile. *Lo Sperimentale*, 1893, p. 141.

Voir aussi Pilliet, sur les lésions hépatiques dans l'éclampsie avec ou sans ictère. *Soc. de biol.*, 1889.

espaces portes, les veines sus-hépatiques ; mais ces dernières ne semblent pas. comme dans le foie d'adulte, commander un «système» ni l'orientation des travées.

Celles-ci sont sinueuses et irrégulières, aussi bien aux environs de la veine sus-hépatique que près de l'espace porte ; elles viennent bien s'aboucher perpendiculairement sur la plupart des veines centrales, mais tout de suite en dehors elles deviennent sinueuses et contournées ; de telle sorte qu'on ne peut guère ici parler de disposition lobulaire ; les vaisseaux portes et sus-hépatiques semblent jetés au hasard en plein parenchyme.

Enfin, les travées, outre qu'elles ne sont pas ordonnées comme celles de l'adulte, sont encore composées de *cellules plus petites*, de telle sorte que la travée tout entière est moins volumineuse que celle de l'adulte.

Espaces portes. — Non épaissis, composés de tissu conjonctif lâche peu abondant. Infiltration légère de noyaux arrondis fortement colorés ; quelques-uns prennent une orientation linéaire et paraissent former des néo-canalicules d'ailleurs peu nombreux.

Les vaisseaux contenus dans l'espace porte sont normaux : la veine a une paroi mince avec endothélium nettement visible, ni gonflée, ni desquamée ; elle est remplie de globules rouges. L'artère a une paroi plus épaisse, sa circonférence interne est plissée ; il n'y a pas d'infiltration de sa paroi. Les canaux biliaires ont une paroi mince, doublée de cellules cylindriques, qui ne sont ni gonflées, ni desquamées.

Veine sus-hépatique. — Remplie de globules rouges ; normale d'ailleurs ; la paroi n'est ni épaissie, ni infiltrée ; l'endothélium bien net n'est pas gonflé.

Capillaires. — Ils sont d'un calibre un peu supérieur au calibre normal ; le diamètre de ces vaisseaux est d'ailleurs inégal : dans la plupart des points, il égale celui des travées ; dans d'autres, il est inférieur, par places il y a une dilatation considérable.

Ces capillaires sont gorgés de globules rouges ; leur paroi semble normale : c'est une mince traînée rose plus colorée que la travée qu'elle borde. En beaucoup de points, cette paroi est à peine visible.

Dans les parties plus congestionnées elle devient plus apparente, les noyaux endothéliaux font une saillie plus appréciable.

Parenchyme. — Les travées qui le composent sont irrégulières,
sinueuses, ramassées souvent en amas arrondis et poussent des
bourgeonnements. Les cellules hépatiques ne présentent aucune
modification du noyau ni du protoplasma.

A peine une légère *surcharge graisseuse* aux environs des espaces portes ; mais même les cellules les plus chargées de graisse
gardent leur noyau et leur protoplasma bien colorés.

Infiltration embryonnaire. — Très légère ; quelques cellules
rondes dans les espaces portes et dans la lumière des capillaires.
Pas d'amas véritables.

En résumé. — Foie presque normal d'enfant de trois mois ; à
noter seulement un peu de congestion, avec, par places, un peu de
capillarite et une très légère infiltration embryonnaire.

Observation III

Résumé clinique. — Madeleine Gre..., 2 mois 1/2. Gastro-
entérite subaigue ; durée cinq semaines, vomissements, convulsions, diarrhée verte avec selles fréquentes et liquides.

Autopsie. — Incomplète.

Examen microscopique du foie. — Pas de disposition lobulaire.

Espace porte. — Légèrement épaissi ; le tissu conjonctif est plus
dense que sur la pièce précédente, ses fibres sont plus serrées.
Pas de prolongements, sauf quelques fibrilles conjonctives qui
vont se jeter sur la paroi des capillaires voisins.

Très peu de noyaux au sein de ce tissu conjonctif. Les veines
portes sont gorgées de globules rouges ; les parois en sont épais-
sies mais non infiltrées de cellules rondes.

L'endothélium est par places un peu tuméfié.

Artère hépatique normale.

Le canal libiaire a une paroi un peu épaissie ; quelques néo-canalicules. Il semble que l'épaississement de l'espace porte soit imputable surtout à l'augmentation des parois porte et biliaire.

Veine sus-hépatique. — Normale ; elle est seulement gorgée de globules rouges.

Capillaires. — Dilatation inégale ; par places on trouve de véritables ectasies refoulant et amincissant la travée correspondante.

Presque partout leur calibre est supérieur ou égal à une travée. Ils sont gorgés de globules rouges.

Leur paroi est un peu épaissie au voisinage des espaces portes ; à ce niveau, les cellules endothéliales sont gonflées.

Cette capillarite est le point de départ de minces traînées conjonctives qui, entourant plus ou moins nettement quelques cellules hépatiques, vont produire une ébauche de sclérose mono-cellulaire.

Parenchyme. — Tous les noyaux sont bien colorés ; quelques cellules en renferment deux.

Le protoplasma est granuleux, il prend bien la matière colorante.

Quelques cellules isolées, incluses parmi les autres, sont plus claires, mais leurs bords restent nets et le noyau ne paraît pas modifié.

Pas de surcharge graisseuse.

Infiltration embryonnaire. — Assez marquée. Noyaux vivement colorés ; quelques-uns paraissent entourés d'une mince zone de protoplasma colorée en rose.

Isolés le plus souvent, ces éléments, toujours plus petits que les noyaux des cellules hépatiques, sont parfois réunis par groupes de 3 à 6. Toujours ils sont contenus dans la lumière des capillaires, jamais dans l'épaisseur des travées.

En résumé. — Congestion à peu près générale ; et, près des espaces portes, capillarite avec début de sclérose mono-cellulaire.

Infiltration embryonnaire intra-lobulaire.

OBSERVATION IV

Résumé clinique. — Charles Led..., 6 mois, hérédo-syphilis.
Diarrhée jaune et verte les deux derniers jours.

Autopsie. — Au sommet d'un poumon, on trouve une gomme.
Grosse rate. Gros foie débordant de quatre travers de doigt
le rebord costal. Quelques grosses taches blanchâtres à la surface
et à la coupe.

Examen microscopique du foie. — Disposition lobulaire très
peu nette.

Certains espaces portes sont farcis d'une quantité de petites
cellules rondes. La veine porte a une paroi infiltrée et épaissie.
Néo-canalicules assez nombreux.

Capillaires. — Calibre irrégulier, en général égal à une travée.
La paroi est manifestement épaissie ; elle apparaît sous forme
d'un liséré rose, d'aspect souvent fibrillaire, avec endothélium
boursouflé. En certains points, des fibrilles conjonctives parties de
cette paroi s'insinuent entre les cellules hépatiques.

Parenchyme. — Toutes les cellules possèdent un protoplasma
et un noyau bien colorés, alors même qu'elles contiennent un peu
de graisse.

Infiltration embryonnaire.— Accentuée au niveau des espaces
portes ; on retrouve les mêmes éléments dans la lumière des capillaires, soit isolés, soit groupés, et formés d'un petit noyau coloré,
entouré d'une zone mince de protoplasma.

Résumé. — Infiltration embryonnaire porte et intra-capillaire
accentuée ; capillarite marquée avec début de sclérose mono-cellulaire.

OBSERVATION V

Résumé clinique. — Paraît calquée sur la précédente.

Marie P..., 3 mois. Hérédo-syphilis. Diarrhée verte les deux
derniers jours.

Autopsie. — Grosse rate, gros foie. Poumons normaux.

Examen microscopique du foie. — *Espaces portes :* Notablement infiltrés de cellules rondes qui marquent parfois la place des vaisseaux. Nombreux néo-canalicules.

Capillaires. — Pleins de globules rouges ; leur calibre très

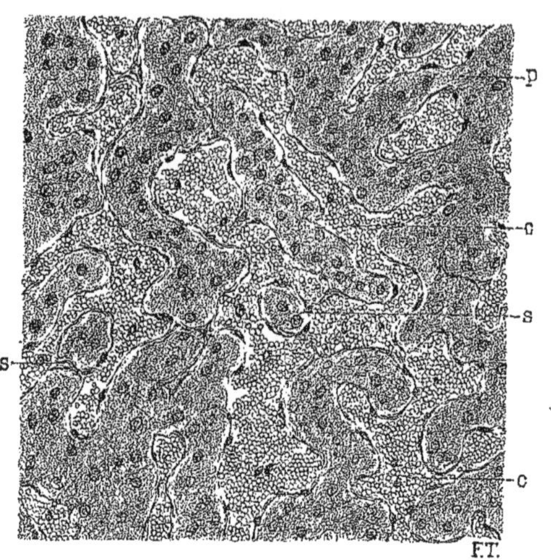

FIG. 2. — *Foie d'hérédo-syphilis. Capillarite et sclérose mono-cellulaire*. (OBS. V. Grossissement : 380 d.)

Cette préparation est faite pour être comparée avec celle de l'observation VI où les lésions sont sensiblement identiques, bien que dans cette dernière il s'agisse de gastro-entérite pure.

C. Capillaires congestionnés et atteints d'une capillarite intense : paroi des capillaires très épaissie, gonflement des cellules endothéliales qui, à peu près invisibles à l'état normal, font ici une saillie bien nette dans la lumière du vaisseau.

P. Parenchyme sain.

S. Sclérose mono-cellulaire : mince traînée conjonctive partie de la paroi d'un capillaire et isolant un fragment de travée hépatique.

augmenté est presque partout supérieur au diamètre des travées ; en certains points on croirait un réseau caverneux. Paroi épaissie, surtout dans le voisinage des espaces portes. Entre les cellules hépatiques, des trainées conjonctives parties de ces points s'insinuent, les isolant en quelque sorte, les doublant d'une sorte de coque ; c'est un début de sclérose mono-cellulaire.

Il y a en même temps tuméfaction des cellules endothéliales.

Dans le parenchyme.— Pas de graisse dans les cellules ; noyau et protoplasma normaux ; quelques rares cellules possèdent deux noyaux.

Infiltration embryonnaire. — Très accentuée dans les espaces portes : leucocytes abondants, libres ou en amas, toujours dans la lumière des capillaires, jamais dans les travées.

En résumé. — Capillarite avec sclérose mono-cellulaire. Forte infiltration embryonnaire.

Dans ces deux dernières observations, il s'agit d'hérédo-syphilis ; la diarrhée légère, survenue seulement dans les deux derniers jours, n'a eu évidemment aucune part dans le genèse de lésions aussi accentuées. Elles relèvent uniquement du processus syphilitique.

Qu'on les compare cependant aux altérations rapportées dans les autres observations, relevant toutes, celles-là, de la gastro-entérite ; on sera frappé de l'analogie.

C'est qu'en effet, dans la syphilis héréditaire précoce comme dans la gastro-entérite, les substances toxiques et irritantes peuvent bien être de nature différente, leurs modes d'action sont identiques : dans les deux cas, l'intoxication est d'origine portale et sa durée relativement longue.

Observation VI

Résumé clinique. — Charles C..., 7 mois, gastro-entérite subaiguë : durée, 10 jours. Diarrhée blanche et verte très liquide, vomissements répétés, gros ventre. Avant que la diarrhée ne soit définitive, l'enfant avait déjà des alternatives de diarrhée et de constipation.

Autopsie. — Un peu d'atélectasie pulmonaire, un peu de pus dans les bronches. Pas de tuberculose.

Le foie, entièrement caché sous les fausses côtes, remonte jusqu'à la cinquième côte. Il pèse 220 gr. ; larges taches blanchâtres à sa surface. Sur une coupe, le foie paraît farci de ces taches grosses comme un petit pois, irrégulières de contours ; il est littéralement moucheté.

Au centre de la plupart de ces taches, petit point foncé correspondant à un vaisseau.

Ces îlots blanchâtres sont disséminés dans toute l'étendue de l'organe et laissent si peu de place au tissu hépatique sain que celui-ci apparaît comme une sorte de réseau, d'arborisation, dont les ramuscules irréguliers séparent les îlots. Rate, 20 gr.

Examen microscopique du foie. — La disposition lobulaire est ici très difficile à apprécier à cause de l'énorme infiltration graisseuse de la plupart des cellules.

Espaces portes. — Augmentés d'étendue pour la plupart, quelques-uns poussent des prolongements formés de tissu conjonctif dense par places, de fibres lâches en d'autres points. Partout on note une énorme infiltration de cellules rondes, dans l'espace porte comme dans ses prolongements.

La veine porte à une paroi peu épaisse ; elle est pleine de sang.

Épaississement de la paroi des canaux biliaires. Néo-canalicules.

Capillaires. — Calibre très rétréci par suite du gonflement des cellules hépatiques. Paroi très épaissie par places avec tuméfaction de l'endothélium.

Dans beaucoup de points on constate nettement l'existence d'une sclérose mono-cellulaire (comme dans l'observation V).

Parenchyme. — La plupart des cellules sont chargées de granulations graisseuses, grosses ou petites, tant aux environs de la veine sus-hépatique que dans les parties voisines de l'espace porte.

Sur les préparations colorées, le protoplasma, réduit à une mince zone périphérique, par suite de l'énorme quantité de graisse qui

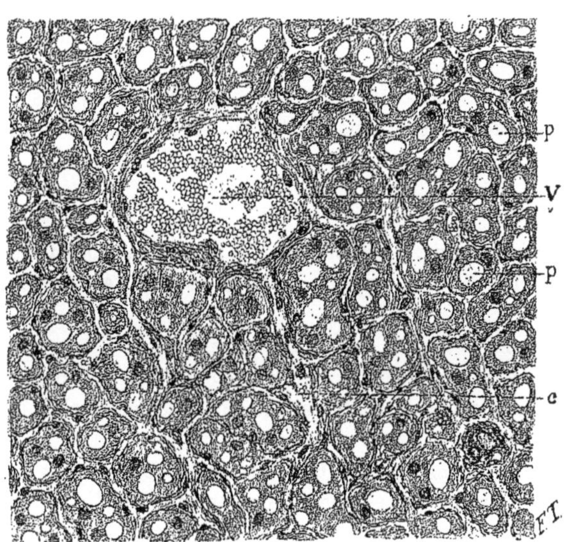

FIG. 3. — *Gastro-entérite subaiguë. Capillarite et sclérose mono-cellulaire*
Forte infiltration graisseuse. (OBS. VI. Grossissement : 380 d.)

Comparer cette préparation avec la précédente.

C. Capillaires dont la paroi est épaissie notablement ; les cellules endothéliales
gonflées font une saillie visible dans la lumière. — Par places, on voit une
mince traînée conjonctive partie de la paroi d'un capillaire qui coupe une
travée hépatique et va rejoindre un capillaire voisin.

Il en résulte que quelques travées hépatiques sont segmentées.

Il y a là un début de sclérose mono-cellulaire.

V. Veine centrale dont la paroi est un peu épaissie ; elle est en partie encore
remplie de globules rouges.

P. Parenchyme. Les cellules hépatiques présentent une forte infiltration graisseuse. La préparation représente cependant le centre du lobule, c'est-à-dire
le point où cette lésion est minima. Vers l'espace porte, en effet, cette infiltration est telle qu'il est impossible de deviner la structure du foie. Même dans
les cellules les plus chargées de graisse, le noyau reste bien coloré.

remplit chaque cellule, reste cependant bien coloré ainsi que le
noyau, dans toutes les cellules.

Infiltration embryonnaire. — Énorme dans les espaces portes, elle est médiocre dans les capillaires : ce sont de petites cellules rondes, disséminées dans leur lumière, jamais en amas, jamais dans le parenchyme.

Résumé. — Capillarite, sclérose mono-cellulaire, légère infiltration porte, début de sclérose porte, surcharge graisseuse intense.

Observation VII

Résumé clinique. — Robert J..., 5 mois. Gastro-entérite prolongée, durée 3 mois, diarrhée verte (6-7 selles). Amaigrissement progressif.

Autopsie. — Pas de lésions d'organes.

Foie : limite supérieure 5e côte, limite inférieure au rebord costal. Couleur jaune chamois. Poids, 150 gr. Quelques taches à peine blanchâtres à la surface.

Examen microscopique du foie. — *Espaces portes* un peu épaissis, envoient quelques prolongements remplis de cellules rondes qui infiltrent, d'ailleurs, tout l'espace porte. Paroi des canaux biliaires un peu épaissie. Néo-canalicules.

Capillaires. — Calibre inférieur à une travée ; la plupart sont en partie remplis de sang. Paroi bien visible, surtout aux environs des espaces portes.

Parenchyme. — Pas trace de graisse ; toutes les cellules ont un noyau bien coloré ; le protoplasma est faiblement teinté, ses contours sont mal limités.

Infiltration embryonnaire. — Très accentuée au niveau des espaces portes, elle est encore la note dominante dans l'intérieur du lobule : ce sont des cellules rondes très nombreuses, disséminées ou réunies en amas dans la lumière des capillaires, jamais dans les travées.

Ces amas, formés de huit à dix cellules parfois, pouvant figurer ainsi dans quelques cas de *véritables nodules embryonnaires*, sont constitués surtout pas des noyaux foncés, plus petits que ceux des cellules hépatiques.

Résumé. — Infiltration accentuée, porte et lobulaire. Un peu de capillarite, surtout autour des espaces portes. A peine quelques altérations du parenchyme.

Observation VIII

Résumé clinique. — Jeanne T..., 5 mois. Gastro-entérite chroni ue. Durée 2 mois, vomissements, diarrhée fétide, verte. Amaigrissement continu.

Autopsie. — Poids du corps, 2,170 gr.

Un peu d'atélectasie pulmonaire.

Foie : déborde un peu, taches blanches. Poids, 110 gr.

Examen microscopique du foie. — Pas de lobulation ; cependant, au niveau de quelques veines centrales, la disposition rayonnée paraît assez nettement esquissée.

Espaces portes. — A peu près normaux ; .très légère infiltration.

Capillaires. — Remplis de globules rouges. Calibre généralement inférieur à une travée. Paroi inégalement épaissie ; presque partout les cellules endothéliales sont gonflées.

Parenchyme. — Pas de graisse. Protoplasma cellulaire bien coloré ; les noyaux prennent inégalement la matière colorante ; quelques-uns sont plus clairs, mais, même ceux-là, prennent assez la couleur pour que le mot de nécrose ne puisse pas être prononcé.

Infiltration embryonnaire. — Existe à peine dans l'espace porte ; assez accentuée, au contraire, dans la lumière des capillaires. Nulle dans les travées.

Résumé. — Foie à peu près intact.

Infiltration embryonnaire légère.

Observation IX

Résumé clinique. — Yves L..., 5 mois. Gastro-entérite subaiguë compliquée. Durée, quinze jours ; vomissements, diarrhée verte.

Fièvre les premiers jours. Quelques petits abcès sous-cutanés. Otite double.

Autopsie. — Poids du corps, 3,350 gr.

Poumons sains.

Foie : gros, déborde les fausses côtes de 2 centim. 1/4 sur la ligne mamillaire.

Poids, 220 gr.

A la coupe : arborisations blanches formées d'une série de petits points orientés en réseau. Au centre de plusieurs de ces petits points blancs, on trouve un pertuis.

Ces arborisations se retrouvent dans toute l'étendue du foie.

Examen microscopique du foie. — *A priori*, on dirait du tissu adipeux ; pas d'ordination possible.

Espaces portes. — Notablement épaissis, quelques prolongements ; légère infiltration embryonnaire plus marquée au niveau des prolongements.

Pas de néo-canalicules.

Veine sus-hépatique. — Paroi épaissie envoyant des prolongements ténus sur les capillaires adjacents ; n'est pas très gorgée de sang.

Capillaires. — Partout le calibre est beaucoup inférieur à celui d'une travée ; dans les points les moins altérés, c'est-à-dire près de la veine centrale, on trouve quelques traînées de globules rouges remplissant les fragments de capillaires restés perméables. Là on peut noter un gonflement notable de l'endothélium.

Dans les points plus altérés, c'est-à-dire près de l'espace porte, la lumière des capillaires a presque complètement disparu, les cellules chargées de graisse ont refoulé leur paroi ; cette lumière n'est plus représentée que par une traînée rose.

En plusieurs points, on trouve aussi de minces lisérés roses entourant quelques cellules hépatiques, les isolant par groupes de trois ou quatre et partis de la paroi des capillaires ; c'est un léger degré de sclérose mono-cellulaire.

Parenchyme. — Infiltration considérable de graisse, prédominante au voisinage des espaces portes. A ce niveau, elle est représentée par de grosses taches noires (dans les préparations fixées par l'acide osmique) entourées d'une mince zonule de protoplasma.

Ces gouttes de graisse deviennent de plus en plus petites à mesure qu'on se rapproche des veines centrales, si bien qu'on en peut alors compter trois, quatre, cinq par cellule hépatique... vers la partie moyenne du lobule. Vers le centre, la plupart des cellules sont dépourvues de graisse, ou, si elles en contiennent, celle-ci apparaît sous forme d'une poussière noire.

Sur les préparations colorées cependant, on voit qui le protoplasma est resté à peu près intact : il prend bien la matière colorante, ne présente pas trace de dégénérescence.

Partout les noyaux sont bien colorés, même dans les cellules les plus chargées de graisse.

Infiltration embryonnaire. — A peine marquée.

Résumé. — Infiltration graisseuse énorme, capillarite et sclérose mono-cellulaire. Épaississement des espaces portes un peu de périphlébite des veines centrales.

Observation X

Résumé clinique. — Georges Cr..., 6 mois 1/2. Gastro-entérite chronique. Nourri au biberon Robert ; malade depuis cinq mois : vomissements, diarrhée devenue verte depuis huit jours.

Autopsie. — Poids du corps, 2,865 gr. Poumons sains. Pas d'adénopathie hilaire.

Foie déborde de 1 cent. 1/2 ; sa hauteur est de 5 cent. 1/4 sur la ligne mamillaire. Poids 100 gr. Aspect graisseux.

Examen microscopique du foie. — Lobulation très peu nette.

Espaces portes. — Peu épaissis ; la plupart sont infiltrés de nombreuses cellules rondes. Les canaux biliaires ont une paroi un peu plus épaisse que normalement. Néo-canalicules assez nombreux.

T.   3

Capillaires. — Diamètre étroit, souvent réduit à de simples fentes, paroi épaissie.

Parenchyme. — Seules, quelques cellules hépatiques voisines de l'espace porte renferment quelques gouttes de graisse ; toutes ont le protoplasma et le noyau bien colorés.

Infiltration embryonnaire. — Déjà nette dans les espaces portes, plus encore dans les capillaires (leucocytes disséminés ou en amas).

Résumé. — Infiltration embryonnaire et capillarite légères.

Observation XI

Résumé clinique. — Gaston H..., 9 mois.

Gastro-entérite compliquée. Vomissements. Diarrhée. Rachitisme. Coqueluche et broncho-pneumonie.

Abcès multiples de la peau.

Autopsie. — Poids du corps : 4,315 gr.

Poumon : broncho-pneumonie à la base gauche et au sommet droit.

Rate : 21 gr.

Foie : déborde de 6 cent. ; hauteur, 10 cent., sur la ligne mamillaire remonte jusqu'au 5ᵉ espace intercostal. Poids, 270 gr. Taches graisseuses à la surface. La coupe a un aspect blanchâtre presque uniforme.

Examen microscopique du foie. — La disposition radiée s'observe en beaucoup de points autour des veines centrales.

Espaces portes. — Très épaissis avec prolongements nombreux ; grosse infiltration de cellules rondes, surtout dans les prolongements.

Épaississement de la paroi des canaux biliaires. Néo-canalicules nombreux.

L'artère hépatique a une paroi épaissie, infiltrée de leucocytes.

Veine sus-hépatique. — Gorgée de sang. Paroi très épaissie, infiltrée.

Capillaires. — Dans les points les moins malades, le calibre des capillaires égale à peu près la largeur d'une travée. Dans les parties plus atteintes, au voisinage des cellules chargées de graisse, la lumière disparaît presque, n'étant plus alors représentée que par une traînée rose.

L'épaississement de la paroi est, en effet, très marqué ici, s'accompagnant même par places d'une sclérose mono-cellulaire assez accentuée. Tuméfaction des cellules endothéliales.

Parenchyme. — Forte surcharge graisseuse très prédominante autour de la veine centrale, à l'inverse de ce que l'on voit dans la gastro-entérite pure.

Çà et là quelques cellules hépatiques à protoplasma plus clair, presque hyalin avec noyau bien coloré ; d'autres ont à la fois le noyau et le protoplasma plus clairs.

Ces cellules claires sont tantôt isolées et tantôt réunies en groupes de 6 à 10 ; elles sont indépendantes de l'infiltration graisseuse, car c'est presque toujours en dehors des parties envahies par la graisse qu'on les rencontre.

Dans les cellules chargées de graisse, au contraire, le noyau est généralement très fortement coloré et le protoplasma réduit à une zone mince, mais foncée.

Infiltration embryonnaire. — Très accentuée surtout dans les espaces portes ; dans le lobule, cellules rondes abondantes ayant la plupart une mince zonule de protoplasma clair autour du noyau. La plupart sont disséminées, quelques-unes groupées en amas dans la lumière des capillaires.

Résumé. — Infiltration embryonnaire intense dans les espaces portes ; épaississement de ces espaces. Infiltration graisseuse à prédominance centrale.

Capillarite et sclérose mono-cellulaire.

Il s'agit, en somme, d'un cas complexe, où l'infection hépatique eut plusieurs voies d'apport : la veine porte pour la gastro-entérite, l'artère hépatique pour les abcès multiples et la broncho-pneumonie.

Cependant, si l'on néglige l'artérite et la topographie spéciale de la surchage graisseuse, on remarquera que la plupart des lésions, infiltration, capillarite, sclérose monocellulaire..., sont celles qu'on trouve d'ordinaire dans la gastro-entérite.

On peut donc conclure ici comme dans un autre cas de gastro-entérite compliquée (observ. IX) :

Ou bien la gastro-entérite a agi sur le foie dans ce cas comme si elle était seule, pour provoquer ses lésions habituelles ; ou bien, si les autres maladies concomitantes ont joué un rôle dans la détermination de ces lésions, leur mode d'action ne diffère guère de celui qu'exerce la gastro-entérite ; et l'on peut en déduire que ces mêmes lésions peuvent être déterminées par plusieurs ordres de causes.

Observation XII

Résumé clinique. — Henri T..., 3 mois.

Gastro-entérite prolongée : durée 21 iours. Vomissements, diarrhée verte.

Autopsie. — Poids du corps, 2,170 gr.

Poumons : sains

Le foie ne déborde pas ; hauteur 3 centim. 1/2. Poids 110. Très congestionné, coloration violacée. Taches diffuses blanchâtres sans limites précises dans toute l'étendue du foie.

Examen microscopique du foie. — Pas de lobulation ; ordination irrégulière des travées qui poussent des bourgeonnements.

Espaces portes. — Légèrement infiltrés.

Capillaires. — Un peu plus atteints ; le calibre, assez inégal, égale une travée, ou même un peu plus autour de la veine centrale.

Paroi très nette partout, épaissie au voisinage des espaces portes.

Parenchyme. — Très peu touché ; à peine quelques cellules infiltrées de graisse ; quelques-unes sont plus claires, isolées au milieu des autres ; toutes ont d'ailleurs leur noyau parfaitement coloré.

Infiltration embryonnaire. — C'est la lésion dominante : légère dans les espaces portes, elle est beaucoup plus marquée au niveau du lobule : on trouve dans la lumière des capillaires des cellules rondes disséminées ou réunies par groupes de 4 à 6, petites, bien colorées. Sur un point même on trouve un *véritable nodule* formé par l'agglomération de ces cellules.

Les cellules hépatiques environnantes sont un peu aplaties, et à la limite de ce nodule on voit par places des cellules endothéliales minces, plates, indiquant que cette agglomération cellulaire a dû prendre naissance au sein d'un capillaire.

Résumé. — Un peu de *capillarite* au voisinage des espaces portes, *infiltration* très marquée de leucocytes dans le lobule, avec formation de *nodules*.

Observation XIII

Résumé clinique. — André Bon..., 5 semaines.

Gastro-entérite subaiguë, vomissements, diarrhée verte fréquente, très liquide.

Autopsie. — Poids du corps, 2,100 gr.

Poumons sains, un peu d'atelectasie aux bases. Pas de tuberculose.

Foie rouge brun, quelques taches blanches ; hauteur sur la ligne mamillaire, 3 centim. 1/2.

Poids : 90 grammes.

Examen microscopique du foie. — Pas de lobulation.

Espaces portes. — Non épaissis, avec quelques prolongements reconnaissables surtout à l'infiltration embryonnaire prédominante à ce niveau, et apparaissant sous forme de traînées linéaires foncées, constituées par des cellules rondes.

Quant aux espaces portes, bien que notablement infiltrés aussi, ils le sont beaucoup moins que les prolongements.

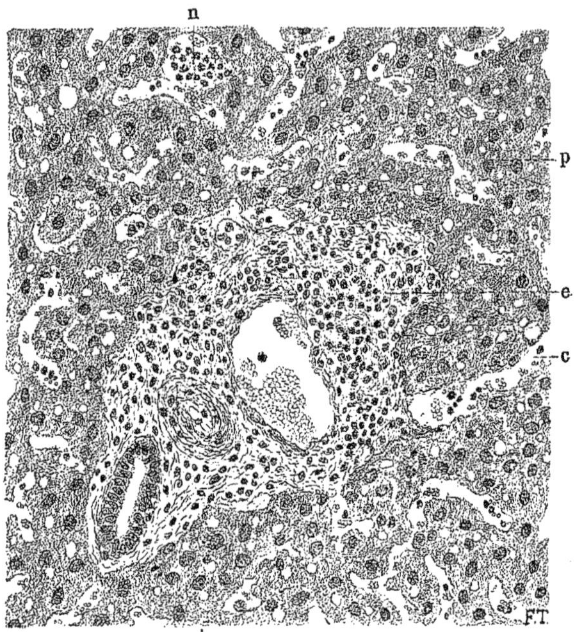

FIG. 4.— *Gastro-entérite subaiguë. Infiltration embryonnaire porte et intra-capillaire.* (OBS. XIII. Grossissement : 130 d.)

E. Espace porte infiltré de cellules embryonnaires ; l'espace porte représenté ici ne possède pas de prolongements; la veine porte, le canal biliaire, l'artère hépatique sont normaux.

C. Capillaire normal avec quelques cellules embryonnaires dans la lumière ; paroi non épaissie; l'endothélium non gonflé n'est pas visible ici.

N. Amas embryonnaire (nodule) situé dans la lumière d'un capillaire.

P. Parenchyme dont les cellules sont moyennement infiltrées de graisse. Même dans les cellules les plus graisseuses, le noyau est bien coloré.

Néo-canalicules assez nombreux.

Canal biliaire, veine porte normaux.

Capillaires. — Congestion assez intense ; calibre presque partout supérieur au diamètre d'une travée.

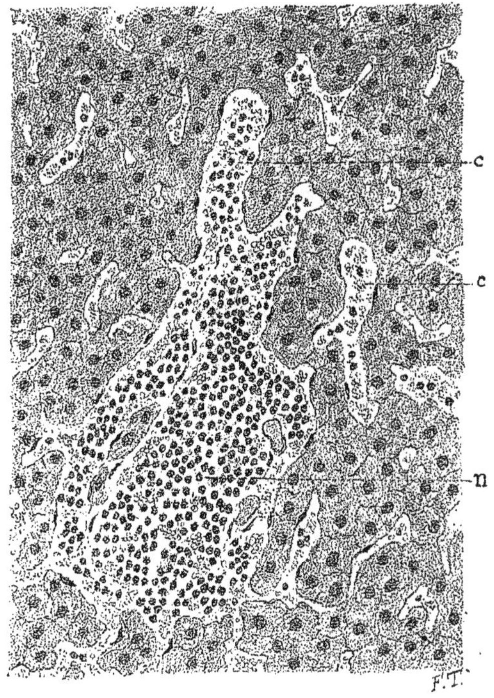

Fig. 5. — *Nodule embryonnaire*. (Obs. XIII. Grossissement : 210 d.)

C. Capillaires dilatés et encombrés de leucocytes.
N. Nodule embryonnaire formé par l'agglomération de ces leucocytes. A l'intérieur du nodule on retrouve quelques fragments de travées hépatiques, et une
traînée de cellules endothéliales vestige de la paroi d'un capillaire.
Ce nodule paraît s'être formé comme dans l'observation I : deux capillaires se
sont dilatés, écrasant du même coup la travée hépatique placée entre eux ;
puis s'ouvrant l'un dans l'autre, ils se sont fusionnés, et des leucocytes en
grand nombre mêlés aux globules rouges se sont accumulés dans cette loge
ainsi constituée.
P. Cellules hépatiques.

Gorgés de globules rouges. Paroi très épaissie avec gonflement de l'endothélium en quelques points.

Parenchyme. — Surcharge graisseuse moyenne à peu près générale, avec prédominance cependant aux environs de l'espace porte.

Presque toutes les cellules hépatiques ont leur protoplasma bien coloré ainsi que le noyau.

Quelques-unes cependant, isolées et enclavées au milieu des autres, offrent quelques particularités : tantôt le protoplasma seul est plus clair, le noyau restant foncé, tantôt noyau et protoplasma sont plus pâles, tantôt enfin le noyau est plus clair.

Infiltration embryonnaire. — Très marquée ; déjà très nette dans les espaces portes et leurs prolongements, elle forme de *véritables nodules* en plein parenchyme. Dans la lumière des capillaires enfin, elle se manifeste sous forme de cellules rondes disséminées ou agglomérées en petits amas.

Ces sortes de nodules intra-parenchymateux méritent une description spéciale : formés d'un nombre considérable de ces mêmes cellules agglomérées, ils siègent non loin des espaces portes dont ils paraissent être une émanation, bien qu'ils en soient cependant tout à fait distincts.

Ils semblent enclavés en plein parenchyme, refoulant, tassant les cellules hépatiques voisines dont les plus proches sont amincies et allongées.

Quelle est la situation exacte de ces nodules ? sont-ils véritablement intra-parenchymateux ou sont-ils intra-vasculaires ?

Dans le premier cas, le foie aurait tous les caractères du foie fœtal (v. p, 62 et suiv.), dans le second, il en différerait par le siège même des amas embryonnaires.

A priori, ils semblent logés en plein parenchyme, car on n'aperçoit pas de paroi capillaire les séparant des cellules hépatiques.

Ils doivent cependant être regardés comme appartenant à la 2ᵉ catégorie, en effet :

1) Cheminant au milieu de tous ces éléments, on aperçoit quelques traînées roses de tissu conjonctif provenant sans doute de la paroi des capillaires.

2) Parmi les cellules situées à la périphérie du nodule, quelques-unes sont aplaties, allongées, vestiges sans doute d'un endothélium.

3) Enfin, l'un de ces amas communique directement avec la lumière d'un capillaire fortement dilaté, gorgé lui aussi de cellules rondes, et qui paraît ainsi venir se déverser dans cette sorte de lac rempli de cellules embryonnaires.

Il semble donc qu'on ait affaire ici à des ectasies capillaires dont la paroi reste plus ou moins visible ; c'est le même fait constaté déjà avec plus de netteté dans l'observation I.

Résumé. — Infiltration accentuée. Nodules embryonnaires. Capillarite. Léger degré d'épaississement porte. Parenchyme presque sain, mais avec surcharge graisseuse à peu près généralisée.

Observation XIV

Résumé clinique. — Charles Br..., 13 mois.

Choléra infantile, mort à l'entrée.

Autopsie. — Poumons sains ; poids du corps : 4,500 gr. Foie : déborde de 1 centim. ; hauteur, 5 centim. 1/2 ; poids, 130 gr. Taches décolorées abondantes et étendues donnant au foie un aspect blanchâtre.

Examen microscopique du foie. — La disposition radiée des travées est assez nette.

Espaces portes. — Normaux, formés de tissu conjonctif lâche ; infiltration embryonnaire moyenne, plus ou moins marquée suivant les espaces, mais toujours plus accentuée à la périphérie de l'espace.

Pas de néo-canalicules à proprement parler, mais quelques-uns semblent être en voie de formation : quelques cellules rondes se groupent en double série linéaire.

Capillaires. — Presque partout calibre égal à une travée ; gorgés de globules rouges.

Paroi bien visible partout, un peu épaissie dans les parties voisines de l'espace porte.

Parenchyme. — Beaucoup plus intéressant : les préparations osmiquées montrent une teinte générale gris clair des cellules ; et sur les préparations colorées on trouve des zones entières situées en plein parenchyme et formées uniquement de cellules claires. Ces zones, à un faible grossissement, apparaissent comme des taches décolorées sur le fond plus brun de la préparation. A un grossissement plus fort, on voit qu'elles sont constituées pour la plupart par des cellules à contours nets, à noyau bien coloré, avec un protoplasma vitreux, hyalin dans quelques cellules, trouble dans la plupart.

Dans quelques cellules, le noyau est petit, atrophié et peu coloré ; dans d'autres, il a tout à fait disparu.

Légère infiltration graisseuse au voisinage des espaces portes.

Infiltration embryonnaire. — Déjà assez accentuée à la périphérie des espaces portes ; dans la lumière des capillaires assez grande quantité de cellules rondes disséminées ou réunies en amas de 4 à 8 éléments.

Résumé. — Dégénérescence hyaline, quelques cellules sont nécrosées. Infiltration graisseuse légère. Infiltration embryonnaire moyenne.

Observation XV

Résumé clinique. — Maria G..., 4 mois.

Gastro-entérite aiguë ; durée, 6 jours.

Vomissements répétés de matières noires, d'aspect fécaloïde. Diarrhée blanche, puis verte.

Autopsie. — Poumons sains ; foie déborde d'un demi-centim. ; il mesure 3 centim. sur la ligne mamillaire et pèse 140 gr. Teinte claire, jaunâtre. Quelques taches blanches diffuses à la surface. A la coupe, piqueté blanc.

Examen microscopique du foie. — Pas d'orientation des travées, la plupart présentent des bourgeonnements.

Espaces portes. — Un peu épaissis et surtout très infiltrés de cellules embryonnaires particulièrement abondantes au niveau de la périphérie des espaces portes et de leurs prolongements. Rien à la veine porte.

Néo-canalicules nombreux.

Canaux biliaires un peu épaissis.

Veine sus-hépatique. — Quelques leucocytes infiltrent aussi sa paroi.

Capillaires. — Remplis de globules rouges ; calibre égale une travée ; paroi épaissie et gonflée avec cellules endothéliales boursouflées.

Cet épaississement est surtout appréciable dans le voisinage des espaces portes. Pas de sclérose mono-cellulaire.

Parenchyme. — Légère surcharge graisseuse autour des espaces portes. La plupart des cellules ont le noyau et le protoplasma bien colorés, mais il y a des zones cependant où les cellules restent moins colorées, bien que conservant encore un noyau foncé et des bords nets.

Il y a aussi des cellules plus rares où le noyau est atrophié, petit et pâle, et où la limite de la cellule est moins nette.

Ces lésions cellulaires diffèrent de celles décrites dans la préparation précédente parce qu'elles sont plus diffuses : elles ne forment par tâches, mais se continuent sans transition avec le tissu sain ; enfin parce qu'elles sont beaucoup moins accentuées ; bien que très pâles, en effet ces cellules prennent encore les matières colorantes.

Infiltration embryonnaire. — Très marquée au niveau des espaces portes et de leurs prolongements : au niveau de la veine centrale, elle forme par places des manchons. Elles n'est pas moins accentuée dans le lobule : la lumière des capillaires est littéralement encombrée de ces cellules rondes, tantôt disséminées, tantôt en amas plus ou moins volumineux, mais toujours situées dans la lumière des capillaires, jamais au sein de travées.

Résumé. — Infiltration embryonnaire généralisée. Capillarite. Dégénérescences cellulaires. Congestion.

Observation XVI.

Résumé clinique. — Victor G..., 9 mois. Gastro-entérite aiguë, durée 2 jours. Survenue brusquement avec 40°, en même temps que disparaissait un eczéma de la face et de la tête.

Autopsie. — Méninges congestionnées. Poumons sains. Reins pâles. Taches claires diffuses à la surface de la rate. Pas de tuberculose.

Foie foncé, très congestionné. Ne déborde pas. Quelques taches claires à sa surface.

Examen microscopique du foie. — Foie presque normal. Pas de lobulation.

Espaces portes. — Non épaissis ; infiltration légère ; quelques néo-canalicules.

Parenchyme. — Presque toutes les cellules sont infiltrées de graisse ; mais celle-ci, en très fines gouttes, prédomine au voisinage des espaces portes.

Malgré cette infiltration, toutes les cellules sont bien colorées ainsi que les noyaux ; à peine trouve-t-on quelques cellules isolées à protoplasma clair, hyalin, à bords nets et à noyau coloré.

Capillaires. — Calibre assez irrégulier, égal le plus souvent au diamètre d'une travée. Gorgés de globules rouges. La paroi elle-même a une épaisseur très inégale ; partout elle est très visible, mais elle est très épaissie aux environs de certains espaces portes ; là les noyaux endothéliaux font saillie dans la lumière des capillaires.

Infiltration embryonnaire moyenne dans la lumière des capillaires.

Résumé. — Infiltration embryonnaire légère.

Capillarite par places.

Surcharge graisseuse.

Observation XVII

Résumé clinique. — Alphonse B..., 5 mois. Gastro-entérite prolongée : durée 6 semaines ; vomissements, diarrhée fréquente, blanche, puis verte.

Examen microscopique du foie. — Pas de lobulation.

Espaces portes. — Un peu épaissis, poussent de courts prolongements. Ceux-ci sont reconnaissables surtout par l'infiltration énorme de cellules rondes qu'on y rencontre.

Néo-canalicules assez nombreux.

Veine sus-hépatique — Entourée d'un manchon de cellules rondes.

Capillaires. — Contiennent peu de sang ; calibre étroit (moins d'une travée). Paroi non épaissie.

Parenchyme. — Pas trace de graisse, même autour des espaces portes. Presque toutes les cellules ont leur noyau et leur protoplasma bien colorés ; quelques-unes, beaucoup plus rares, ont, avec un noyau coloré, un protoplasma plus clair.

Infiltration embryonnaire. — C'est la lésion dominante ; très nette dans les espaces portes et leurs prolongements, accentuée encore autour de la veine centrale, elle est beaucoup moins abondante au niveau du lobule : il y a bien des leucocytes disséminés dans la lumière des capillaires, mais ils sont relativement peu nombreux.

Résumé. — Lésions interstitielles : début de sclérose, infiltration porte. Pas de capillarite. Parenchyme peu atteint.

Observation XVIII

Résumé clinique. — Eugène B..., 2 mois et demi. Gastro-entérite chronique : durée un mois et demi. Vomissements répétés, diarrhée verte. Celle-ci dure 15 jours sans interruption, cesse 9 jours et reprend jusqu'à la mort.

Examen microscopique du foie. — Pas trace de lobulation.

Espaces portes. — Un peu épaissis avec quelques prolongements très courts ; ces espaces portes sont surtout constitués par du tissu conjonctif dense. On y trouve relativement peu de cellules embryonnaires, les prolongements au contraire en sont farcis.

Quelques néo-canalicules.

Veine sus-hépatique.—Pleine de sang ; paroi un peu épaissie ; gonflement de quelques cellules endothéliales.

Capillaires. — Calibre inégal : en quelques points la dilatation est telle que la coupe prend l'aspect d'une préparation de tissu caverneux ; dans ces points, les travées hépatiques sont tassées, amincies et comme écrasées entre les capillaires.

Presque tous sont gorgés de sang.

Paroi bien visible presque partout, mais, aux environs de quelques espaces portes, on voit nettement des fibres conjonctives, venues de ces points, aller renforcer la paroi du capillaire.

A ce niveau les cellules endothéliales sont gonflées, et des traînées roses, parties de la paroi du capillaire, s'insinuent entre les cellules hépatiques, les séparent et esquissent un début de sclérose mono-cellulaire.

D'une façon générale, on peut dire que les capillaires les plus dilatés, les plus congestionnés, sont les moins scléreux ; qu'au contraire les capillaires à lumière plus étroite ont le plus souvent une paroi épaissie.

Parenchyme. — Les cellules sont généralement bien colorées ; au voisinage de la plupart des espaces portes on les trouve plus ou moins infiltrées de graisse en petites gouttes.

Quelques noyaux ont une teinte plus claire, mais tous sont bien colorés. Beaucoup de cellules hépatiques ont des contours mal limités, mais presque partout le protoplasma prend bien la matière colorante.

Infiltration embryonnaire. — Très légère dans l'espace porte, plus accentuée dans ses prolongements, existe à peine au niveau des capillaires.

Résumé. — Quelques rares altérations des cellules hépatiques.

Un peu de surcharge graisseuse.

Début de sclérose : prolongements portes, capillarite, sclérose mono-cellulaire.

OBSERVATION XIX

Résumé clinique. — André V..., 11 mois, gastro-entérite chronique compliquée : vomissements, diarrhée verte à plusieurs reprises. Convulsions. Coqueluche. Broncho-pneumonie double.

Autopsie. — Double broncho-pneumonie. Poids du corps 4,230 gr. Le foie déborde de 1 centim. et demi ; poids 220 gr. Aspect blanchâtre partout ; à la surface quelques taches tout à fait blanches.

Étude microscopique du foie. — Orientation des travées impossible à discerner par suite de l'état des cellules.

Espaces portes. — La plupart sont épaissis et ont des prolongements étendus dans lesquels existent de nombreuses cellules rondes. Néo-canalicules.

Veine sus-lobulaire. — Pleine de sang ; paroi épaissie envoyant des prolongements centrifuges qui se perdent sur la paroi des capillaires adjacents.

Capillaires. — Calibre inégal : dans les points où les cellules hépatiques sont très chargées de graisse la lumière a presque disparu, dans d'autres, au contraire, son diamètre est bien supérieur à celui des travées. Paroi très épaissie presque partout, mais surtout au voisinage des espaces portes. Il est difficile, à cause du gonflement des cellules, de voir s'il existe de la sclérose intercellulaire.

Parenchyme. — Très chargé de graisse ; celle-ci, en grosses gouttes, est surtout abondante autour des espaces portes ; cette infiltration est telle que le foie prend l'aspect du tissu adipeux. Et cependant toutes ses cellules prennent bien la substance colorante, tant dans le protoplasma que dans le noyau.

Quelques cellules cependant ont un protoplasma clair, hyalin ; mais ces détails de structure du protoplasma sont assez difficiles à préciser à cause de l'abondance de la graisse qui réduit presque partout le protoplasma à une mince zone périphérique.

Un certain nombre de noyaux sont pâles et mal colorés.

Infiltration embryonnaire. — Assez marquée dans les espaces portes surtout au niveau de leurs prolongements ; dans les capillaires on trouve encore des cellules rondes disséminées ou en amas.

Résumé. — Lésions *interstitielles* (capillarite, épaississement porte, prolongements de l'espace porte) lésions *parenchymateuses* : (surcharge graisseuse énorme, altérations cellulaires).

En somme, hépatite diffuse.

Observation XX

Résumé clinique. — Marie S..., 4 mois. Gastro-entérite prolongée : durée 3 mois.

La diarrhée verte n'a jamais cessé.

Poids : 3,550 gr. Vomissements. Cranio-tabes.

Examen microscopique du foie. — Tendance à la disposition radiée en quelques points, mais les travées s'envoient de fréquentes anastomoses.

Espaces portes. — Légèrement épaissis. Prolongements au niveau desquels les cellules rondes sont abondantes. Quelques néo-canalicules.

Parenchyme. — Pas de graisse. Dans presque toutes les cellules le noyau et le protoplasma sont bien colorés; dans quelques-unes le protoplasma reste cependant plus clair autour du noyau.

Capillaires. — Normaux.

Infiltration embryonnaire. — A peu près généralisée, dans l'espace porte comme dans la lumière des capillaires.

Résumé. — Infiltration embryonnaire. Début de sclérose porte.

Observation XXI

Résumé clinique. — André G..., 3 mois. Gastro-entérite subaiguë : durée 8 jours. Vomissements. Diarrhée verte abondante. Amaigrissement. Poids du corps, 3 kil.

Examen microscopique du foie. — Pas d'orientation des travées.

Espaces portes. — Épaissis, prolongements avec infiltration leucocytaire.

Néo-canalicules nombreux.

Veine sus-hépatique. — Un peu épaissie ; quelques-unes sont entourées d'un manchon de cellules rondes.

Capillaires. — Calibre très irrégulier, congestion énorme. Paroi non épaissie.

Parenchyme. — La plupart des cellules ont un protoplasma et un

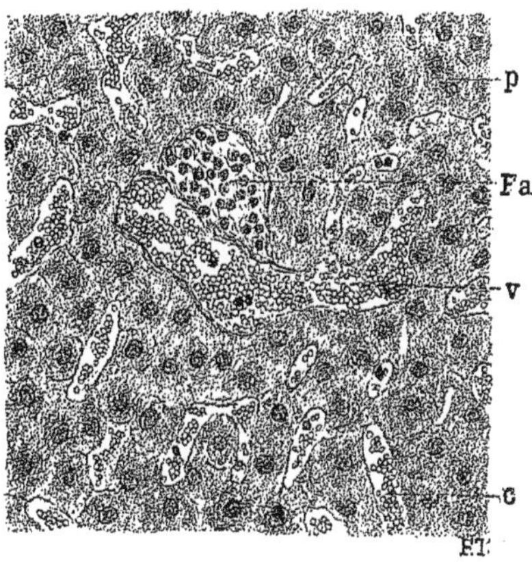

Fig. 6. — *Gastro-entérite subaiguë. Faux amas fœtal.* (Obs. XXI. Grossissement : 380 d.)

P. Parenchyme sain :

C. Capillaire normal : les cellules endothéliales non gonflées ne sont pas visibles.

V. Veinule sus-hépatique coupée obliquement; elle pourrait a priori être prise pour un capillaire très dilaté avec paroi épaissie. Mais les cellules hépatiques voisines ne sont pas écrasées et l'on reconnaît, avec un fort grossisement, que sa paroi est entourée d'une fine gangue conjonctive.

Fa. Faux amas fœtal qui paraît logé en plein parenchyme comme ceux qu'on voit dans le foie du fœtus. En réalité il est entouré d'un liseré de tissu conjonctif qui l'isole du tissu hépatique. Il est formé par l'accumulation de leucocytes dans un point de la paroi de la veinule, dont les fibres conjonctives se sont dissociées à ce niveau.

noyau bien colorés : çà et là cependant on trouve disséminées au milieu des autres quelques cellules hépatiques à protoplasma plus clair, presque hyalin, avec bord net et noyau bien coloré.

Pas de graisse.

T.4

Au niveau des parties le plus congestionnées (environs de l'espace porte) les travées sont écrasées, amincies. Les noyaux n'ont pas tous un volume égal, les plus gros sont les plus pâles.

Infiltration embryonnaire. — Abondante dans les espaces portes et leurs prolongements ; assez accentuée autour de quelques veines centrales. Dans les capillaires, cellules rondes assez nombreuses. Mais, fait particulier, il semble exister ici *quelques amas en plein parenchyme.*

Quelques uns proviennent manifestement de prolongements portes ou des manchons de cellules rondes qui entourent les veines centrales.

Mais en un point, voici ce qu'on observe : un amas formé de 11 à 12 cellules rondes à noyaux fortement colorés, logé au sein d'une travée, semblant occuper la place d'une ou deux cellules hépatiques.

D'un côté cet amas est limité par un gros capillaire très dilaté, de l'autre par une travée hépatique, de telle façon que le capillaire limite environ un tiers de sa circonférence, la travée hépatique entourant les deux autres tiers.

On dirait donc là un amas embryonnaire *tel qu'on les rencontre dans le foie fœtal.*

Voici en réalité l'interprétation de ce fait : ce capillaire volumineux qui limite l'amas n'est qu'un rameau d'une veine centrale coupé obliquement : celle-ci a une paroi formée de fibres conjonctives ; les cellules rondes ont dissocié ces fibres très rares et très ténues, s'y sont creusé un nid et ainsi se trouve constitué l'aspect que nous venons de décrire.

Résumé. — Congestion intense par places. Infiltration embryonnaire. Début de sclérose porte. Parenchyme peu touché.

Observation XXII

Résumé clinique. — Georges L..., 5 semaines. Gastro-entérite prolongée : vomissements, diarrhée verte depuis la naissance.

Autopsie. — Poids du corps, 2,350 gr.

Organes sains. Foie déborde de 1 centim. et demi ; coloration
foncée, taches claires à la surface. Poids, 90 grammes.

Examen microscopique du foie. — Pas de lobulation.

Espaces portes. — A peine un peu augmentés, infiltrés de cellules rondes. De la périphérie de l'espace porte se détachent des
fibres lâches qui vont se perdre sur la paroi des capillaires avoisi-
nants.

Néo-canalicules peu nombreux.

Capillaires. — Congestion manifeste avec dilatation des capillaires et amincissement des travées hépatiques correspon-
dantes.

Paroi non épaissie, sauf au voisinage des espaces portes.

Parenchyme. — On trouve, surtout aux environs de ces espaces,
un grand nombre de cellules à protoplasma plus clair, entremêlées
à des cellules plus colorées ; cependant le protoplasma n'est pas
hyalin, il reste granuleux.

Tous les noyaux sont bien colorés. Pas de graisse.

Infiltration embryonnaire. — Assez accentuée dans les espaces
portes, elle forme autour de quelques veines centrales de petits
amas de cellules rondes, assez rares d'ailleurs.

En revanche, un certain nombre de capillaires sont littéralement
encombrés de ces cellules disséminées ou agglomérées, mais jamais
assez serrées pour constituer un nodule.

Résumé. — Lésions légères. Infiltration embryonnaire accentuée. Quelques altérations du parenchyme.

On avait observé de la glycosurie alimentaire pendant la vie.

Observation XXIII

Résumé clinique. — Lucienne P..., 2 mois et demi. Gastro-
entérite prolongée : durée, 18 jours. Vomissements ; diarrhée jaune
et verte, puis tout à fait verte.

Autopsie. — Poids du corps, 2,680 grammes. Organes sains.
Foie petit, ne déborde pas ; poids, 78 grammes.

Examen microscopique du foie. — Direction très irrégulière des travées.

Espaces portes. —Non épaissis, infiltrés à la périphérie et dans leurs prolongements; néo-canalicules rares.

Veines centrales. — Quelques-unes sont entourées d'un manchon de cellules embryonnaires.

Paroi légèrement épaissie, envoyant des prolongements fibrillaires sur les capillaires qui y aboutissent.

Capillaires. — Dilatés presque partout, surtout aux environs des espaces portes; à ce niveau, aspect caverneux: les capillaires très dilatés, remplis de globules rouges, ont refoulé et aminci les travées hépatiques.

Paroi non épaissie, et cependant en quelques points les cellules endothéliales sont sensiblement gonflées.

Parenchyme. — Très peu touché: à peine un peu de graisse dans les cellules qui entourent l'espace porte.

On trouve bien encore quelques rares cellules hépatiques à protoplasma plus pâle, mais il reste granuleux; ce n'est pas de la dégénérescence hyaline.

Tous les noyaux sont bien colorés; quelques cellules enfin ont 2 noyaux.

Infiltration embryonnaire. — Peu marquée dans le lobule; un peu plus marquée dans les prolongements des espaces portes.

Résumé. — Très légère infiltration. Congestion très intense.

Observation XXIV

Résumé clinique. — André B..., 3 mois. Gastro-entérite chronique; durée, un mois.

Autopsie. — Poids du corps, 3,120 gr. Organes sains.

Foie blanchâtre: ne déborde pas les fausses côtes. Taches à la surface. Poids, 130 gr.

Examen microscopique du foie. — Pas d'ordination, toutes les travées sont sinueuses.

Espaces portes, normaux, légèrement infiltrés. Légère surcharge graisseuse dans les parties qui avoisinent l'espace porte.

OBSERVATION XXV

Résumé clinique. — Fernande D..., un mois. Enfant née à 7 mois.

Gastro-entérite prolongée : durée, 20 jours ; vomissements, diarrhée verte.

Autopsie. — Organes sains. Poids du corps, 1,630 gr. Le foie déborde d'un demi-centimètre ; poids, 90 gr.

Examen microscopique du foie. — Travées non orientées.

Espaces portes. — Non épaissis ; infiltration embryonnaire marquée, surtout au niveau des *prolongements* que poussent quelques espaces portes ; à la périphérie de ceux-ci, un certain nombre de cellules rondes s'orientent pour former des ébauches de néocanalicules.

Capillaires. — Calibre presque partout inférieur au diamètre d'une travée ; par places cependant, il y a des ébauches d'ectasies capillaires.

Parenchyme. — Protoplasma et noyau bien colorés. Surcharge graisseuse légère au niveau des espaces portes et pénétrant même parfois assez loin dans le lobule. Même dans ces cellules graisseuses, le noyau reste bien coloré.

Infiltration embryonnaire manifeste dans les espaces portes ; elle ne donne pas lieu à la formation de nodules embryonnaires dans le parenchyme ; cependant les capillaires sont encombrés d'une quantité de cellules rondes disséminées ou formant des amas de huit à dix cellules.

Résumé. — Infiltration embryonnaire généralisée. Légère infiltration graisseuse.

OBSERVATION XXVI

Résumé clinique. — Charles M..., 3 mois. Gastro-entérite prolongée ; durée, 15 jours.

Autopsie. — Organes sains ; poids du corps, 4,080 gr. Foie déborde de 1 centim. 1/2 ; poids, 170 gr. Coloration claire, taches blanchâtres à la surface.

Examen microscopique du foie. — Pas de lobulation.

Espaces portes. — Non épaissis ; très légère infiltration embryonnaire.

Veine sus-hépatique. — Remplie de globules rouges. Par places rudiment de manchon embryonnaire. Quelques-unes envoient des prolongements sur les capillaires voisins.

Capillaires. — Sauf de très légères ectasies en quelques points, le calibre est partout rétréci par suite du gonflement des cellules hépatiques infiltrées de graisse.

Paroi très légèrement épaissie par places, avec gonflement des cellules endothéliales.

Parenchyme. — Surcharge graisseuse accentuée et généralisée, aussi marquée autour de la veine centrale qu'au voisinage de l'espace porte.

Le noyau cependant, même dans les cellules les plus atteintes, est bien coloré.

Infiltration embryonnaire. — Existe à peine dans les espaces portes. Est surtout intra-lobulaire ; presque partout dans la lumière des capillaires on rencontre des cellules rondes disséminées, mais surtout de *nombreux nodules* comparables à ceux de l'observation I, avec cette différence toutefois que les cellules hépatiques, gonflées et surchargées de graisse ici, ne se sont pas laissé écraser par la dilatation des capillaires.

Il en résulte qu'on ne trouve pas de réseau formé par les seules parois des capillaires, et qu'on trouve seulement des agglomérations de cellules rondes dans la lumière des capillaires.

Résumé. — Infiltration graisseuse généralisée. Très léger degré de capillarite par places. Infiltration embryonnaire lobulaire sous forme de nodules situés dans la lumière des capillaires.

Observation XXVII

Résumé clinique. — Henri H..., 7 mois. Gastro-entérite chronique; durée, 2 mois.

Autopsie. — Poids du corps, 3,250 gr.

Poumons : sains. Foie rouge foncé, ne déborde pas; pèse 150 grammes.

Examen microscopique du foie. — La lobulation se laisse deviner : autour de quelques veines centrales, les travées esquissent une disposition radiée.

Espace porte. — Non épaissi, seulement un peu infiltré.

Quelques veines centrales sont entourées d'un manchon de cellules rondes.

Capillaires. — A peine un peu congestionnés : pleins de sang, mais leur calibre n'est pas augmenté.

Parenchyme. — Tout à fait sain.

Résumé. — Foie sain : seulement une très légère infiltration embryonnaire des espaces portes.

Observation XXVIII

Résumé clinique. — Jules S...,5 mois. Gastro-entérite subaiguë, vomissements répétés, diarrhée verte.

Autopsie. — Un peu de congestion pulmonaire ; pas de tuberculose ni de broncho-pneumonie. Foie, 210 gr., ne déborde pas ; coloration claire ; taches blanches nombreuses couleur de suif.

Examen microscopique du foie. — Pas de lobulation.

Espace porte.—Non épaissi; infiltration embryonnaire assez marquée de quelques espaces. Par places, ces cellules rondes s'orientent pour former des néo-canalicules. Il n'y a pas de prolongements proprement dits, mais des sortes de fusées minces, formées par ces mêmes cellules rondes, et s'écartant peu du reste de l'espace porte.

Capillaires. — Calibre réduit à l'état de fentes dans les points

très chargés de graisse ; en dehors de ces points, lumière très dilatée et pleine de sang.

Paroi légèrement épaissie au voisinage des espaces portes, normale dans la plus grande partie de la préparation.

Parenchyme. — Surcharge graisseuse assez intense autour des
espaces portes. Protoplasma et noyau bien colorés, même dans les
cellules les plus chargées de graisse.

Infiltration embryonnaire. — Moyenne au niveau de l'espace
porte, très légère dans le lobule.

Résumé. — Infiltration graisseuse péri-portale.

Légère infiltration embryonnaire des espaces portes.

Résumé des altérations hépatiques dans la gastro-
entérite des nourrissons. — De toutes ces observations il
est facile de tirer les caractères du foie dans la gastro-entérite des nourrissons.

Examen macroscopique. — L'aspect du foie diffère
peu de celui qu'on rencontre dans les maladies infectieuses : généralement un peu hypertrophié, sa coloration est
variable. Quelquefois d'un rouge-brun foncé, il présente à
la surface comme à la coupe ces taches blanchâtres décrites
par Hanot (1) sous le nom de taches infectieuses. Plus souvent il a une teinte jaunâtre, chamois, d'apparence graisseuse ou anémique qui, sans doute, en imposa souvent
pour une stéatose hépatique qui n'existait pas. Mais là
encore, ce qui frappe, c'est l'existence et le nombre de
ces taches infectieuses qu'on retrouve à peu près dans tous
les cas de gastro-entérite.

Le volume et les dimensions du foie ne sont pas plus
fixes que sa coloration. Dauchez (2), étudiant le volume du
foie des enfants aux différents âges, arrive à cette conclusion que cette glande subit des variations considérables et
souvent fugaces.

Pour évaluer ses dimensions on peut avoir recours à
deux méthodes :

L'exploration sur le vivant.
La mensuration sur le cadavre.

(1) HANOT. Note sur les taches blanches du foie infectieux. *Soc. biologie*, 1893,
p. 469.

(2) DAUCHEZ. Note sur 88 numérations comparatives du foie à l'état sain ou
pathol. chez l'enfant aux différents âges. *Revue mens. des mal. de l'enf.*, 1892.

Mais, comme le fait remarquer Dauchez, la première de ces méthodes, difficilement applicable au nouveau-né, ne donne que des résultats le plus souvent inexacts; la sonorité excessive du thorax, la distension de l'estomac et de l'intestin par les gaz, la résistance des muscles abdominaux de l'enfant qui crie et se défend, les variations possibles du volume de l'organe, sont autant de facteurs qui viennent souvent fausser l'interprétation des résultats obtenus.

Et, en effet, si dans les infections chroniques le foie demeure souvent augmenté de volume d'une façon permanente, il n'en est pas de même dans les infections aiguës : ici l'élément congestif domine, les modifications de volume sont fréquentes du jour au lendemain (foie accordéon) et les renseignements fournis par l'exploration sur le vivant perdent de ce fait toute leur valeur.

Aussi n'avons-nous tenu compte que des résultats de l'examen cadavérique. Nous avons pu ainsi nous rendre compte :

Que le foie, quand il est sain, ne déborde pas les fausses côtes chez le nourrisson ;

Que sa limite supérieure correspond au bord supérieur de la 6ᵉ côte ;

Que sa hauteur sur la ligne mamillaire, quand il ne déborde pas, ne varie guère de deux à dix mois qu'entre 3 centim. et 4 centim. 1/2 (1).

----

(1) Dauchez trouve des résultats un peu différents des nôtres ; sans doute ses mensurations ont porté un peu plus en dehors.

L'important pour nous est d'établir ce point de repère normal afin de pouvoir exactement apprécier les différences qui peuvent survenir à l'état pathologique.

Dans le tableau suivant, nous indiquons le poids du corps, celui du foie, la hauteur de cet organe sur la ligne mamillaire, enfin le rapport du poids du foie correspondant à 100 gr. du poids du corps; tous ces cas concernent des enfants morts de gastro-entérite chronique.

AGE	POIDS DU CORPS	POIDS DU FOIE	HAUTEUR	RAPPORT P. 100
Un mois......	1.630	90	3	5.92
—	2.100	90	3	4.30
—	2.250	90	3	4
2 mois 1/2....	2.680	78	3 1/2	2.90
3 mois	3.135	120	3 1/2	3.7
—	2.710	100	4	4
—	3.120	130	4	4
—	4.080	170	5 1/2	4.1
4 mois	4.350	140	4 1/2	3.2
5 mois	3.450	150		4.3
—	2.170	110	4	5
6 mois	3.150	210	8	6.6
—	2.865	100	5 1/4	3.6
7 mois	3.250	150		4.6
9 mois	4.315	270	10	6 2
11 mois.......	4.230	220	5 1/2	5.2
13 mois.......	4.500	190	5 1/2	4.2

D'après ce tableau, nous voyons que le poids du foie correspondant à 100 grammes du poids du corps (dans la gastro-entérite) varie dans des proportions considérables. Et cela se conçoit si l'on songe que les deux termes du rapport changent en même temps et en sens inverse : le poids du corps diminuant, pendant que celui du foie augmente réellement du fait de la maladie.

En moyenne, ce rapport devient de 4,41 dans nos observations ; nous avons vu qu'il peut être beaucoup plus élevé.

Il est, en tous cas, bien supérieur au même rapport chez le nouveau-né bien portant (3 environ) ou chez l'adulte (2, 3).

Il mesure du même coup le degré d'amaigrissement général et l'augmentation hépatique.

Examen microscopique. — De l'ensemble des observations rapportées plus haut se dégage cet autre fait que non seulement le parenchyme du foie mais tous ses éléments constituants peuvent être atteints à des degrés divers.

Dans quelle mesure ?

Il est possible d'établir ainsi le bilan des lésions constatées :

Espace porte...	épaissi	9 fois, soit 32	p. 100
	infiltré	17	—	60	—
	prolongements	13	—	46	—
	néo-canalicules	14	—	50	—
Capillaires	congestion	13	—	46.5	—
	capillarite	17	—	60.5	—
	sclérose mono-cellul.	5	—	17.6	—

Parenchyme...	graisse	14 fois, soit	50	p. 100	
	— peu abondante	8	—	28.6	—
	— très abondante	6	—	21.4	—
	altérations diverses.	10	—	35.7	—
Infiltration embryonnaire...........		25	—	89.6	—
ainsi répartie : moyenne.............		13	—	46.5	—
très marquée.........		8	—	28.6	—
nodules embryonnaires		4	—	14.3	—

D'après ce tableau, on voit que la lésion le plus fréquemment observée est l'infiltration embryonnaire ; puis vient l'altération des capillaires (congestion et capillarite plus ou moins marquée) ; l'infiltration graisseuse n'arrive qu'en troisième lieu, presqu'en même temps que les modifications de l'espace porte.

C'est-à-dire que si les modifications parenchymateuses s'observent souvent, elles sont loin d'occuper le premier rang ; elles sont accompagnées d'importantes lésions des autres éléments, et ces altérations méritent d'être mises en première place.

Relations de ces lésions avec les formes cliniques. — Peut-on établir un ordre chronologique dans l'apparition de ces lésions ? Y a-t-il une relation entre les altérations du foie et les manifestations cliniques de la gastro-entérite ?

C'est ce que nous avons cherché à élucider.

Pour cela nous avons classé nos observations en trois catégories : formes aiguës, subaiguës, et prolongées ; celles-ci de beaucoup les plus nombreuses.

Formes aigues. — Dans les formes aiguës on trouve principalement : une congestion capillaire à peu près constante avec amincissement des travées hépatiques; quelques altérations cellulaires, par zones, comme dans l'observation XIV, ou dissociées, ou encore localisées au voisinage de nodules embryonnaires comme dans l'observation I, le protoplasma paraissant alors homogène, presque hyalin ; une leucocytose déjà marquée dans la lumière des capillaires ; peu ou pas de graisse.

Formes subaigues. — On note ici encore de la congestion et déjà par places un certain degré de capillarite : la paroi des capillaires est épaissie, leur endothélium gonflé fait saillie dans la lumière de ces vaisseaux, tout au moins dans le voisinage des espaces portes. Les lésions cellulaires ne sont guère plus marquées que dans les cas précédents ; quelques cellules, augmentées de volume, ont un protoplasma réfringent, moins coloré ; d'autres fois, c'est le noyau qui reste un peu plus pâle, ou bien on constate qu'il en existe deux dans une cellule, mais ce phénomène n'est pas fréquent. La surcharge graisseuse (2 fois sur 4 cas) est peu abondante encore, et localisée autour des espaces portes.

L'infiltration embryonnaire est plus accentuée dans les capillaires; elle se montre déjà dans les espaces portes et l'on voit se dessiner quelques néo-canalicules.

Dans les formes prolongées enfin, l'élément interstitiel prend nettement le dessus : la plupart des espaces portes sont infiltrés, épaissis et paraissent pousser des ébauches de prolongements, rendus surtout visibles par l'infiltration de cellules rondes dont ils sont le siège et qui prédomine à leur niveau.

Les veines portes quelquefois, les canaux biliaires plus souvent, ont une paroi un peu épaissie ; sans doute cette dernière modification est due aux altérations de la bile, chargée, comme on sait, d'éliminer une partie des substances toxiques amenées par la veine porte. La capillarite est nette dans la plupart des cas ; cinq fois elle est accompagnée d'un certain degré de sclérose mono-cellulaire. Les néo-canalicules sont plus fréquents et plus nets, l'infiltration embryonnaire le plus souvent très accusée ; dans quatre cas, elle constitue de véritables nodules embryonnaires. Les altérations cellulaires sont aussi plus marquées : la surcharge graisseuse est proportionnellement plus fréquente, elle est aussi beaucoup plus accentuée ; certaines préparations offrent même à première vue l'aspect du tissu adipeux, tant la graisse est abondante.

Il ne semble pas qu'on puisse pousser plus loin la subordination des altérations anatomiques aux types cliniques ; telle gastro-entérite grave s'accompagnera de lésions hépatiques minimes, alors qu'une gastro-entérite plus bénigne d'apparences mais prolongée provoquera dans le foie des désordres plus étendus.

Mais s'il n'y a pas de rapport constant entre la gravité de l'affection et les lésions qui surviennent dans le foie, celles-ci sont au contraire très manifestement influencées par la durée de la maladie.

Roger (1) provoquant des altérations du foie par inoculations intra-veineuses de bacillus septicus putridus, a montré combien la durée de l'évolution morbide avait d'influence sur les résultats obtenus.

(1) ROGER. Lésions hépatiques d'origine infectieuse. *Soc. de biologie*, 1893, p. 693.

Claude (1) fit les mêmes remarques après s'être servi uniquement de substances toxiques.

C'est aussi ce que démontrent nombre de faits cliniques ; dans la fièvre typhoïde par exemple, on sait quelle influence a la durée de la maladie sur le développement des altérations hépatiques, et combien les lésions observées sont différentes suivant qu'on les étudie au premier ou au troisième septénaire (2).

La règle n'est pas changée dans la gastro-entérite ; si l'enchaînement des altérations hépatiques n'y est pas tout à fait le même que dans certaines autres infections ou intoxications générales (3), l'influence de la durée de la maladie ne s'y fait pas moins sentir ; et, s'il fallait en quelques mots résumer la marche du processus, il semble qu'on pourrait ainsi établir l'ordre chronologique :

1° Congestion capillaire et leucocytose intra-vasculaire ; quelques altérations cellulaires.

2° Accentuation de l'infiltration embryonnaire intra-capillaire ; premier degré de capillarite au voisinage des espaces portes; infiltration de ces derniers avec ébauche de néo-canalicules.

3° Début de cirrhose infectieuse ; capillarite, sclérose mono-cellulaire, épaississement et infiltration porte ; néo-canalicules; altérations cellulaires plus marquées (infiltration graisseuse).

(1) CLAUDE. *Essai sur les lésions du foie et des reins déterminées par certaines toxines.* Th. de Paris, 1897.

(2) LEGRY. *Étude du foie dans la fièvre typhoïde.* Th. de Paris, 1890.

(3) Comparer avec les observations rapportées dans les thèses de GASTOU et de CLAUDE.

CHAPITRE II

Valeur et signification de ces lésions.

§ 1. — L'infiltration embryonnaire et le foie fœtal.

De tout ceci, il résulte qu'une des lésions les plus fréquemment observées est l'infiltration embryonnaire.

Mais de ce fait surgit une difficulté.

Quand on examine, en effet, des foies de fœtus normaux, on ne peut nier qu'il n'y ait à priori un certain degré de similitude entre ces derniers et ceux que nous venons d'étudier : même développement des capillaires, et surtout même infiltration de cellules rondes... Cette infiltration, suivant Herlitzka (1), persisterait après la naissance et ne disparaîtrait que vers le sixième mois de la vie extra-utérine.

On conçoit qu'il y a là un point à élucider, une cause d'erreur à éviter. Si dans les six premiers mois il est habituel de rencontrer cette infiltration, quelle valeur garde-t-elle en anatomie pathologique ? Comment distinguer alors l'état normal et l'altération morbide ? Cette distinction, impossible avant six mois, sera bien difficile encore passé cette époque, car on pourra croire à un simple retard, à une prolongation de l'état normal dans les premiers mois.

Nous avons, dans ce but, recherché les caractères pro-

(1) HERLITZKA. Quelques particularités de développement et de structure du foie fœtal et infantile. *Lo Sperimentale*, 1894.

pres de l'infiltration embryonnaire dans le foie fœtal, en même temps que l'époque de sa disparition. Pour cela, nous rapportons résumés neuf examens de foies fœtaux à divers âges.

Ils nous montreront que cette infiltration est bien différente dans le foie fœtal et dans le foie des enfants atteints de gastro-entérite, qu'elle disparaît dans les premiers jours qui suivent la naissance, et que son existence nettement constatée correspond à un état pathologique.

Pièce n° 1. — Fœtus 3 mois 1/2.

Pas de lobulation : tissu hépatique parsemé de vaisseaux dont quelques-uns sont entourés d'un tissu conjonctif lâche très infiltré de globules rouges.

Les capillaires ont un calibre volumineux ; ce sont des espaces clairs, paraissant taillés en creux sur les travées, à bords festonnés sans paroi distincte.

Ces capillaires, grâce à leur paroi festonnée, rappellent jusqu'à un certain point ceux qu'on voit cheminer au milieu des travées directrices dans l'os en voie de formation. En quelques points, des capillaires plus volumineux ont seuls une paroi distincte que trahissent surtout les noyaux allongés de l'endothélium.

Ils sont remplis par deux sortes de cellules : les globules rouges ordinaires et des cellules qu'on pourrait appeler *cellules fœtales,* car à vrai dire ce sont elles qui donnent son aspect si caractéristique au foie fœtal.

On les rencontre partout ; ce sont des cellules à noyaux arrondis, très colorés, très gros par rapport au volume de la cellule, petits au contraire quand on les compare à celui des cellules hépatiques ; leur protoplasma, réduit à une mince zonule autour du noyau, est faiblement teinté, et, par cela même, tranche facilement sur le fond plus coloré des cellules hépatiques qui l'entourent.

Tantôt disséminées, tantôt groupées en amas, ces cellules existent aussi bien dans la lumière des capillaires, mêlées aux globules rouges, qu'au sein même du parenchyme hépatique.

Ce sont ces amas qui distinguent le foie fœtal ; on en peut distinguer deux variétés :

L'amas libre ou intra-vasculaire,

L'amas enfermé ou trabéculaire.

Ces derniers se creusent une sorte de niche sur la travée hépatique et s'y logent ; puis, deux cellules hépatiques éloignées ayant poussé l'une vers l'autre un prolongement, l'amas s'est trouvé enfermé dans le parenchyme et isolé du capillaire d'où il émane (1).

Les travées hépatiques sont irrégulières : leurs bords sont festonnés, leur direction sinueuse, souvent elles sont courtes, incomplètes, réduites à un groupe de 4 à 5 cellules, sorte d'îlot perdu au milieu des capillaires qui l'entourent.

Les cellules hépatiques ont souvent une forme irrégulière par suite des prolongements qu'elles poussent et qui vont contribuer à former des niches pour les amas fœtaux.

Pièce n° 2. — Fœtus de 4 mois 1/2.

Pas de lobulation : seulement du tissu hépatique parsemé de vaisseaux, comme dans la préparation précédente.

Capillaires : calibre très considérable ; par places, la lumière est si vaste qu'on croirait une sorte de lac sanguin incomplètement divisé en canaux par les travées réduites à l'état de tronçons et d'îlots irréguliers.

Les amas fœtaux ont des caractères identiques à ceux décrits dans l'observation précédente.

Pièce n° 3. — Fœtus 5 mois.

Pas de lobulation ; mais on distingue nettement des espaces portes avec leurs canaux multiples et leur tissu conjonctif abondant, lâche, formé de cellules allongées et de fibrilles parsemées de nombreux noyaux.

(1) **Herlitzka.** *Loco citato.*

Les *capillaires* sont ici beaucoup moins dilatés ; ce sont presque de simples fissures séparant les travées hépatiques.

Pas de paroi propre. En beaucoup de points, ils s'élargissent un peu et sont alors remplis de globules rouges et de quelques cellules rondes.

Les *amas fœtaux* existent encore, mais on ne retrouve guère la variété intra-vasculaire ; il n'y a que des amas enfermés.

Ils sont aussi nombreux que dans le foie du fœtus de 3 mois 1/2, mais les cellules qui les composent ont un protoplasma beaucoup moins visible ; plusieurs de ces amas semblent composés de simples noyaux.

PIÈCE n° 4. — *Fœtus de 6 mois. A respiré quelques instants.*

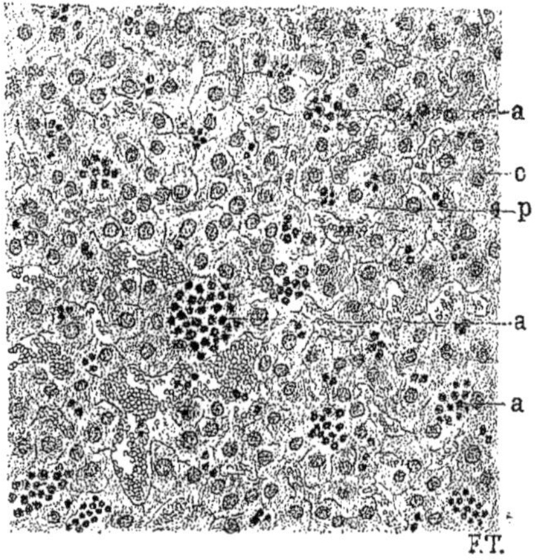

FIG. 7. — Pièce n° 4. *Foie d'un fœtus de six mois ayant respiré.* Grossissement : 380 d.

P. Parenchyme hépatique.

C. Capillaires dont le calibre est beaucoup moins considérable qu'on ne le dit généralement ; quelques-uns contiennent encore des amas intra-vasculaires. Leur paroi n'est pas visible encore ; les capillaires n'ont pas d'autre limite que la cellule hépatique.

a) Amas embryonnaire trabéculaire ou intra-parenchymateux. (*Amas fœtal vrai.*) Nettement inclus au milieu des cellules hépatiques, il est distinct de la lumière des capillaires, tandis que rien ne le sépare des cellules hépatiques.

Lobulation absente : aucune ordination des travées.

Capillaires. — Non orientés ; d'un calibre un peu plus considérable que dans la préparation précédente, mais beaucoup moins dilatés cependant que dans les observations I et II ; tous ces capillaires sont remplis de globules rouges, avec quelques cellules fœtales peu nombreuses et disséminées ; les amas intra-vasculaires sont très rares ici.

Amas trabéculaires très nets au contraire, plus même que dans les préparations précédentes.

Pièce n° 5. — *Fœtus de 7 mois.*

Pas de lobulation.

Capillaires. — Calibre réduit ici à de simples fentes ; en beaucoup de points on trouve une paroi propre, anhiste, mince, faiblement colorée en rose, avec noyaux allongés d'endothélium.

Amas fœtaux. — Presque toutes les cellules fœtales sont réunies en amas ; ceux-ci siègent presque exclusivement dans le parenchyme (amas trabéculaires).

Dans quelques points où la paroi du capillaire n'est pas encore formée, ces amas semblent à cheval sur la bordure de la travée hépatique. Dans les parties au contraire où cette paroi est visible, on voit le capillaire gorgé de globules rouges, et, dans la travée hépatique, un ou deux amas nettement séparés de la cavité du capillaire par la paroi de ce dernier.

A noter de plus que les cellules fœtales se sont un peu modifiées : on ne voit plus la zone protoplasmique qui entourait les noyaux et ceux-ci ont un volume à peu près égal à celui des cellules hépatiques.

Le parenchyme hépatique est très développé ; *il est beaucoup plus abondant que l'élément vasculaire.*

Pièce n° 6. — *Fœtus de 7 mois et demi. A vécu 8 jours.*

Pas d'orientation des travées.

Capillaires. — Calibre un peu plus considérable que les précédents : leur diamètre est à peu près identique à celui du foie n° II. La paroi est visible sur presque tous les capillaires.

Cellules fœtales. — Toutes à peu près se sont réunies en amas ; ceux-ci se sont creusés de vraies niches dans les travées, si vastes parfois qu'on dirait d'abord des ectasies capillaires. Cependant, en y regardant de près, on voit toujours soit un pont de protoplasma, formé par la réunion des prolongements de deux cellules éloignées, soit la paroi d'un capillaire, qui séparent cette niche de la cavité du vaisseau, c'est-à-dire que sur cette préparation, plus encore que sur la précédente, on trouve ces amas, moins nombreux il est vrai et plus petits, très nettement enchâssés dans le parenchyme.

Ce sont des amas trabéculaires ; ils sont composés des mêmes cellules que les amas de foies plus jeunes, c'est-à-dire un noyau coloré plus petit que celui des cellules hépatiques, avec une zonule de protoplasma très mince ou même absente pour beaucoup de cellules.

Pièce n° 7. — *Fœtus de 8 mois. A vécu 8 jours.*

Pas de lobulation.

Capillaires. — Calibre égale environ une travée, c'est-à-dire qu'il est sensiblement le même que sur le foie normal du nouveau-né. Paroi partout visible sous forme d'un mince liséré rouge. Gorgés de globules rouges.

Amas fœtaux. — Nulle part on ne retrouve ces amas fœtaux signalés dans des foies précédents ; l'aspect du foie est celui d'un foie de nouveau-né normal.

Pièce n° 8. — *Fœtus 9 mois. Mort pendant le travail. N'a pas respiré.*

Pas de lobulation.

Capillaires.— Calibre très étroit réduit à de minces fentes comme dans l'observation V ; presque tout le champ du microscope est occupé par des cellules hépatiques non orientées.

Ils sont gorgés de globules rouges et contiennent des cellules fœtales beaucoup plus nombreuses que dans le foie précédent.

Amas fœtaux. — Existent encore ici, aussi nombreux à peu près que sur le foie de 7 mois et demi, mais moins que sur le foie de 7 mois.

Tous sont des amas trabéculaires.

Pièce n° 9. — *Enfant à terme ; mort pendant l'accouchement. A fait quelques inspirations.*

On trouve encore quelques rares amas trabéculaires.

Résumé. — De l'examen de ces pièces, il est facile de tirer les principaux caratères du foie fœtal. Ils sont au nombre de trois :

1) *Absence de lobulation ;*

2) *Prédominance de l'élément vasculaire,* dans les premiers mois tout au moins. Ensuite la lumière des capillaires diminue rapidement, comme étouffée par le développement du parenchyme.

Elle n'est cependant disparue que virtuellement car, si du fait d'un accouchement prématuré, le fœtus vient à respirer, les capillaires se dilatent de nouveau.

Enfin, fait particulier en opposition apparente avec ce que nous savons du développement et de l'histogenèse du foie, la paroi propre des capillaires hépatiques ne semble se développer, ou tout au moins ne devient apparente qu'à une époque assez tardive : ce n'est que dans le foie de six mois (pièce n° 4) qu'elle commence à se dessiner ;

elle ne devient nettement distincte que dans le foie de 7 mois (pièce n° 5).

3) *Existence de petites cellules rondes spéciales* dont nous avons donné les caractères (obs. I) et qui paraissent se modifier pendant les divers stades du développement du foie : munies tout d'abord d'une zonule mince mais facilement appréciable de protoplasma, elles en paraissent pour la plupart dépourvues dans les mois qui suivent. Le noyau seul demeure visible, comme si noyau et protoplasma avaient des destinées différentes.

C'est de la réunion de ces cellules que résultent les amas du foie fœtal.

Ceux-ci peuvent être divisés, au point de vue topographique, en :

      Amas intra-vasculaires,

      Amas trabéculaires.

Ce sont ces derniers qui donnent au foie fœtal son aspect si caractéristique. A mesure que le foie se développe on voit se succéder ces trois phénomènes :

α) La paroi du capillaire apparaît ;

β) Les cellules fœtales ont de plus en plus tendance à se grouper en amas ;

γ) Ceux-ci sortent des capillaires pour devenir exclusivement trabéculaires.

Ils sont alors logés, comme l'a montré Herlitzka, au milieu des cellules hépatiques, occupant des espaces plus ou moins arrondis, limités d'une part par une rangée de cellules hépatiques (1), de l'autre par la paroi d'un capil-

____

(1) Ces espaces n'ont pas de paroi propre.

laire, doublée quelquefois d'une mince bandelette proto-plasmique dont nous dirons plus loin la signification.

La *signification* de ces amas a été l'objet de nom-breuses interprétations. Todl et Zuckerkandl, qui les décri-virent en 1875, les considéraient comme des formes jeunes de cellules hépatiques.

Actuellement on les regarde plutôt comme des éléments du sang, en rapport avec la fonction hématopoiétique du foie.

Leur *origine* n'a pas été moins discutée : ils semblent provenir des éléments sanguins circulant ; « ils demeurent enfermés dans des espaces extra-vasculaires (1) par suite du développement des cellules hépatiques, et parce que de deux cellules hépatiques éloignées partent deux prolonge-ments qui se fusionnent. »

C'est-à-dire que, primitivement intra-vasculaires, ces amas ne sont devenus trabéculaires que par suite d'un processus facile à saisir : en un point d'un capillaire, une ectasie localisée s'est développée, véritable niche desti-née à recevoir les cellules fœtales qui viennent s'y loger pour constituer l'amas primitif.

Celui-ci forme bosse, pour ainsi dire, et semble s'enfon-cer dans l'épaisseur du parenchyme. Il est cependant encore intra-vasculaire.

Mais bientôt, des deux cellules hépatiques, placées symé-triquement au-dessus et au-dessous de cet amas, naissent deux bourgeonnements qui, marchant l'un vers l'autre, ne tardent pas à se fusionner. Ainsi se trouve bientôt cons-

(1) HERLITZKA. *Loco citato.*

tituée une sorte de pont protoplasmique qui réunit ces deux cellules hépatiques extrêmes et sépare désormais l'amas de la lumière du vaisseau (v. pièce n° 1).

On s'est demandé enfin, *à quelle époque et par quel mécanisme ces amas disparaissaient ?*

Comment ? Herlitzka nous l'indique : par le continuel accroissement, dit-il, des éléments épithéliaux, les amas se réduisent et disparaissent ; repoussés par les cellules hépatiques, ils usent la paroi des capillaires et sont reversés dans le torrent circulatoire.

Plus loin le même auteur déclare que cette disparition s'effectue généralement vers le sixième mois de la vie extra-utérine.

A notre avis, elle est beaucoup plus précoce, et s'effectue dès les premiers jours de la naissance, sous l'influence des modifications physiologiques qui surviennent alors.

Les pièces 6 et 7 sont, à cet égard, des plus suggestives. Voici en effet deux foies à peu près du même âge : l'un appartient à un fœtus de 7 mois et demi, l'autre provient d'un fœtus de 8 mois. Dans le premier, les amas sont nombreux, dans l'autre, plus âgé de quinze jours seulement, ils ont complètement disparu.

Or, il y a ici un fait digne de remarque : l'enfant a vécu huit jours.

Le seul fait d'avoir respiré peut-il suffire à faire subir au foie ces modifications ? Oui, sans doute ; sous l'influence de la respiration, la circulation devient plus active ; du côté des capillaires hépatiques se produisent des modifications capables de hâter la disparition des amas.

Telle est, nous semble-t-il, sa cause déterminante ; elle

est surtout un phénomène mécanique, d'origine vasculaire.

Quant à l'*époque* à laquelle se produit cette disparition, nous voyons qu'elle peut être précoce (fœtus de 8 mois).

Ce n'est point la règle évidemment. Dans cette observation, l'enfant a respiré huit jours ; et j'ai vu d'autres foies du même âge, où les amas persistaient en assez grande abondance. Sur les préparations suivantes même (foies de 9 mois) ils existent encore.

Sans doute, le seul fait d'avoir vécu quelques jours a suffi à les faire disparaître.

De plus, s'ils persistaient jusqu'au sixième mois de la vie extra-utérine, on devrait alors les rencontrer toujours avant cet âge, et c'est ce que je n'ai jamais constaté.

Il semble donc légitime de penser que ces amas n'existent plus dès les premiers jours qui suivent la naissance ;

Que ceux qu'on rencontre quelquefois sont de *faux amas fœtaux* (voir obs. XIII et XXI) ; ils sont intra-vasculaires ; et s'ils paraissent trabéculaires, il est presque toujours possible de déceler une gaine conjonctive ou endothéliale autour d'eux, qui les isole du parenchyme.

Ils témoignent alors d'un état pathologique du foie, et sont l'indice souvent de troubles digestifs.

§ 2. — Les altérations cellulaires.

Comme on l'a fait remarquer (1), les altérations des cellules hépatiques ont, en général, une importance beaucoup moins considérable que les lésions interstitielles. Si

(1) SIREDEY. Altérations du foie dans les maladies infectieuses. *Revue de méd.*, 1886, p. 464.

le parenchyme hépatique ressent, en effet, d'une façon beaucoup plus vive que les capillaires et les espaces portes, les moindres variations de l'économie, ses modifications sont en même temps beaucoup plus fugaces et plus facilement réparables.

Dans la gastro-entérite, même si elle a duré peu de temps, il n'est pas rare de rencontrer des altérations variées des cellules hépatiques : tuméfaction du protoplasma qui reste clair et prend mal la matière colorante, alors que le noyau est bien coloré et que la limite de la cellule demeure bien nette ; ou bien la cellule, gonflée comme dans le cas précédent, a une bordure indistincte, il devient difficile d'en préciser les contours ; parfois on note une multiplication des noyaux et l'on peut rencontrer des cellules qui en possèdent deux. Mais ce phénomène, si fréquent dans certaines maladies infectieuses fébriles, telles que la fièvre typhoïde, nous a paru beaucoup plus rare dans le gastro-entérite.

Quant à la coloration des noyaux, elle se fait généralement bien ; même dans les cellules les plus chargées de graisse, la coloration du noyau nous a paru suffisante, normale.

C'est cette infiltration graisseuse qui, suivant les anciens auteurs, représenterait la modification la plus fréquente des cellules hépatiques dans la gastro-entérite des nourrissons ; c'est elle qu'on s'est attaché à décrire et à discuter comme si elle était la caractéristique de l'altération du foie dans cette maladie.

Elle se présente d'ailleurs sous des aspects très variables, comme cela résulte de nos observations. Sauf quelques cas rares où les gouttelettes graisseuses remplissent tout le lobule et arrivent jusqu'aux environs de la veine centrale, c'est presque toujours au voisinage de l'espace porte qu'on les voit s'accumuler.

Leur grosseur est des plus inégales : tantôt une seule goutte de graisse suffit à remplir la cellule hépatique qui rappelle assez alors l'aspect d'une cellule adipeuse ; tantôt et plus souvent on trouve dans une cellule, deux, trois, quatre de ces globules graisseux. Il est rare, au contraire, même dans les préparations à l'acide osmique, de rencontrer ces granulations fines, poussiéreuses qu'on a regardées comme caractéristiques de la *dégénérescence* graisseuse.

On note aussi une diminution de la grosseur des éléments graisseux de la périphérie au centre du lobule, les plus gros étant près de l'espace porte, les plus ténus au voisinage du centre du lobule.

Dans quelques cas enfin, l'infiltration graisseuse est si considérable que la texture du lobule en est rendue méconnaissable.

Telle est cette lésion.

Moins fréquente qu'on ne l'avait cru au cours de la gastro-entérite, elle se montre, en revanche, dans une foule d'états morbides et même physiologiques ; la grossesse, la lactation entraînent l'apparition d'une notable quantité de graisse dans le foie ; cette altération se retrouve enfin dans la plupart des infections un peu prolongées.

Chez le nouveau-né, bien portant même, si l'on en juge par les renseignements que fournit l'anatomie comparée, il semble qu'un certain degré de surcharge graisseuse soit la règle (1).

Mais chez l'enfant malade, atteint de gastro-entérite, il ne parait pas en être de même. Alors, *l'existence de graisse dans le foie, même en petite quantité, devient l'indice d'une altération* de la cellule hépatique.

Plusieurs arguments militent en faveur de cette opinion.

Comme le fait remarquer Thiemiesch (2), il suffit de quelques jours de jeûne chez les animaux pour faire disparaître la surcharge graisseuse résultant d'une alimentation riche en graisses.

Les enfants atteints de gastro-entérite, placés dans les conditions alimentaires les plus défectueuses, soumis souvent plusieurs jours au régime de la diète hydrique, sont précisément dans des conditions analogues. Ils sont de plus fortement amaigris ; or, Parrot déjà avait fait cette remarque que, à cette période de la maladie, l'infiltration graisseuse du foie disparaissait avec la résorption générale de la graisse de l'économie.

Cette lésion n'est pas différente, d'ailleurs, de celle qu'on rencontre au cours de différentes maladies infectieuses (diphtérie, fièvre typhoïde, choléra....), où d'autres organes parenchymateux tels que le rein peuvent présenter le même état graisseux.

---

(1) EWALD. *Eulenburg's Realencyclopedie* (art. Fettleber), III. Auflage, B^d VII, 1895, p. 547.

BAGINSKI. *Lehrb. der Kinderkrank.* 5. Auflage, 1896, p. 857.

PARROT. Stéatose viscérale physiolog. *Arch. de Phys. norm. et path.,* t. IV, 1871, p. 27.

(2) *Loco citato.*

Peut-on invoquer encore des arguments anatomiques ? On a longtemps discuté sur le volume des gouttelettes de graisse, les grosses témoignant d'une simple surcharge, les petites d'une dégénérescence. Mais, comme le dit Ziegler (1) : « dans le foie la dégénérescence graisseuse se présente aussi bien en grosses qu'en petites gouttes ».

Thiemiesch croit trouver dans l'état des noyaux la preuve de cette dégénérescence : ils prendraient peu ou pas la matière colorante dans les cellules chargées de graisse.

Ce serait là, en effet, un caractère excellent. Mais, à vrai dire, nous n'avons rien constaté de semblable dans nos préparations. Même dans les cellules les plus graisseuses, les noyaux étaient toujours bien colorés.

Cette divergence provient sans doute de différences de technique ; Thiemiesch se servait, en effet, comme fixateur du liquide de Müller ou de celui de Marchi (2 p. de Müller pour 1 ac. osmique à 1 p. 100). Or on sait avec quelle facilité le Müller dissout la chromatine des noyaux, et combien les préparations fixées par les solutions osmiquées se colorent difficilement.

Nous estimons néanmoins avec lui que l'existence de graisse dans le foie de ces *enfants dénourris et amaigris* correspond à un état pathologique ; d'autant plus qu'il est fréquent de rencontrer, en même temps, d'autres lésions parenchymateuses ou interstitielles.

3. — Lésions interstitielles.

Les lésions interstitielles du foie sont celles qui nous

(1) ZIEGLER. *Lehrbuch der allgem. An. u. Path.*, VI, Auflage, 1889, p. 112.

ont paru les plus intéressantes dans la gastro-entérite.
D'abord parce que ce sont celles dont on avait le moins
parlé ; et aussi parce que, généralement plus durables, elles
peuvent avoir sur l'avenir du foie une influence plus considérable.

De plus, elles paraissent, pour quelques-unes du moins,
telles que l'infiltration embryonnaire, la congestion, la capillarite quelquefois, précéder cette infiltration graisseuse
sur laquelle on avait tant insisté.

Surtout enfin, elles permettent de rapprocher le foie de
la gastro-entérite des autres variétés du foie infectieux tel
que l'ont décrit Hanot (1), Gastou (2), etc.

La gastro-entérite dure-t-elle depuis plus longtemps, on
peut voir alors cette hépatite infectieuse prendre, en minia-
ture pour ainsi dire, les caractères de la cirrhose infectieuse
indiqués par Laure et Honorat (3) : épaississement porte
avec infiltration, prolongements, et souvent ébauches de
néo-canalicules ; épaississement de la paroi des capillaires
et même sclérose mono-cellulaire.

Sous l'influence de l'irritation provoquée par le sang
chargé de principes nocifs, les cellules endothéliales qui
constituent la paroi des capillaires se gonflent ; ces cellules, qui étaient plates et à peu près indistinctes, deviennent
fusiformes, saillantes dans la lumière des vaisseaux. La paroi de ces vaisseaux ainsi modifiée perd de sa résistance et

(1) HANOT. Les nodules du foie infectieux. *Soc. biologie*, 1893, p. 856. — Note
sur les altérations cellul. du foie infectieux. *Soc. biolog.*, 1893, p. 636. — Note sur
les néo-canalicules biliaires dans le foie infectieux. *Soc. biologie*, 1868, p. 741.

(2) *Loco citato.*

(3) LAURE et HONORAT. Lésions histologiques du foie dans les maladies
infectieuses. *Rev. mens. des mal. de l'enfance*, 1887, p. 98, et *Soc. de biologie*,
1886.

se laisse plus facilement traverser par les globules blancs ; perdant du même coup leur élasticité, ils ne se rétractent pas après la mort et demeurent distendus, gorgés de sang.

Les lésions hépatiques sont donc à peu près identiques, à l'intensité près, qu'il s'agisse d'une gastro-entérite pure ou d'une autre maladie infectieuse ; dans les gastro-entérites compliquées d'une autre infection, cutanée ou bronchique, les altérations sont seulement plus marquées.

Quel que soit le point de départ de l'infection ou de l'intoxication, le foie réagit comme si l'agent morbifique se transmettait par l'intermédiaire des radicules portes intestinales.

On peut se demander encore quelle est la *nature* de l'agent qui produit ces altérations.

Sont-elles le fait d'une infection d'origine intestinale, de la seule cachexie, d'une intoxication alimentaire ou microbienne, d'une auto-intoxication ? Autant de questions qu'il est à l'heure actuelle difficile de résoudre.

La cachexie, nous dit Betz (1), est incapable par elle-même de provoquer la surcharge graisseuse. Comme le fait remarquer Parrot, celle-ci disparaît même généralement à cette période de la maladie, en même temps que se résorbe toute la graisse de l'économie.

Cependant Statkewitsch (2) a observé, comme conséquence de l'inanition *prolongée*, une dégénérescence graisseuse marquée du foie, à prédominance péri-portale, avec

(1) *Loco citato.*
(2) Statkewitsch. Ueber Veranderungen beim Hungern. *Arch. f. exper. Pharmak*, B. 33, p. 415.

tuméfaction trouble des cellules hépatiques, dégénérescence granuleuse et modification du noyau. Il est vraisemblable que ces dégénérescences par inanition sont le fait d'une auto-intoxication résultant des troubles de la nutrition.

Le rôle de l'infection, si manifeste cependant dans la gastro-entérite, n'est pas plus démontré en ce qui concerne l'action directe du microbe sur la glande hépatique.

La plupart des microbes de l'intestin, dit Thiemisch, sont pris par les lymphatiques et n'arrivent au foie que par la circulation générale, après avoir traversé les capillaires du poumon.

On sait aussi avec quelle rareté les éléments microbiens ont pu être décelés dans les infections hépatiques consécutives aux lésions de l'intestin produites par la dysenterie ou la fièvre typhoïde (1).

Cependant, même leur absence dans le foie n'est pas un critérium. Il n'en résulte pas qu'on doive leur refuser toute participation dans l'éclosion de ces accidents.

Ils ont pu exister puis disparaître.

Sirleo et Maffucci (2) ont en effet montré récemment que, lorsqu'on inocule des lapins par la veine mésaraïque avec des bacilles charbonneux, tuberculeux... ces bacilles disparaissent rapidement du foie : « Au bout d'une minute, le foie, la rate donnent des cultures positives... après quarante-huit heures, ces cultures sont négatives. » De même si l'on procède par inoculation des organes infectés : « Le foie, dans les premières heures, contient des bacilles ; inoculé à d'autres animaux, il leur donne le charbon... mais il a

(1) Th. de LEGRY. *Loco citato.*
(2) SIRLEO et MAFFUCCI. Recherches sur le foie dans les mal. infect. *Centralbl. f. allg. Path. u. path. An.*, VI, 1894, p. 1.

arrêté les bacilles, car si l'on inocule d'autres organes, les animaux meurent d'intoxication, sans infection charbonneuse. Après quarante-huit heures, ces bacilles sont détruits par le foie : son parenchyme alors devient toxique pour les animaux auxquels on l'inocule, mais non virulent; il provoque une forte congestion dans tous les organes, mais sans infection charbonneuse. » Dans quelques cas cependant, alors que les bacilles avaient depuis longtemps disparu du parenchyme du foie, les mêmes auteurs ont vu se constituer, vingt jours à trois mois plus tard, une hépatite graisseuse, qu'ils attribuent à une intoxication tardive et locale par les corps des bacilles morts.

D'ailleurs, comme on l'a dit, la plupart des processus infectieux se jugent par leur action toxique.

Que l'intoxication microbienne ait pris naissance au niveau même de la glande hépatique, aux dépens des bacilles qui auraient pu faire irruption dans cette glande ; qu'elle ait sa source au contraire dans l'intestin, les toxines ainsi sécrétées à distance venant néanmoins irriter le foie ; qu'il s'y joigne une intoxication alimentaire, ou un certain degré d'auto-intoxication résultant des troubles de la nutrition, peu nous importe. C'est là un problème d'étiologie et de pathogénie qui nécessite de nouvelles recherches et que l'anatomie pathologique ne peut trancher, car on sait combien sont identiques (1) les lésions d'ordre toxique et celles qui succèdent à une infection.

Bien plus, l'anatomie pathologique ne nous a révélé aucun caractère particulier, aucune lésion spécifique du foie dans la maladie que nous venons d'étudier; les ana-

____

(1) CLAUDE. Th. de Paris, 1897.

logies avec le foie infectieux sont complètes, et si quelques différences ont pu être notées dans tel ou tel cas, si tel ou tel élément paraît alors plus spécialement atteint, c'est la seule durée de la maladie qu'il faut incriminer.

Aussi bien l'intérêt de ces lésions ne réside-t-il pas tant dans leur spécificité que dans leur fréquence et leur intensité. Le foie est-il souvent atteint ? dans quelle mesure ? voilà les questions qu'il importait de résoudre.

Peut-être alors pourra-t-on présumer ce que vaut cet organe au point de vue fonctionnel dans la gastro-entérite, ce qu'il vaudra surtout dans l'avenir, si, du fait de cette première atteinte, il en est résulté pour lui plus de susceptibilité et moins de résistance aux causes ultérieures qui pourront venir l'influencer.

Et de fait, cette *fréquence* des altérations hépatiques est extrême dans la gastro-entérite. Cela résulte déjà de nos observations ; mais il y a aussi les cas qu'on n'observe pas. Il faut en effet se souvenir que ces modifications anatomiques correspondent à des troubles déjà accentués et qu'une cellule hépatique peut être atteinte profondément dans son fonctionnement et ses propriétés vitales sans que le microscope en puisse rien révéler ; il faut se rappeler la facilité avec laquelle le foie répare ses lésions (1) et la *fugacité souvent de ces modifications*. Sirleo et Maffucci, dans le travail cité plus haut, ont bien montré combien ces altérations étaient parfois fugitives. Après avoir inoculé des cultures virulentes dans les veines mésentériques

---

(1) PONFICK. *Virch. Arch.* Bd 118, et *Iahresb. d. Schler. Gesellsch. für Vaterl. Kultur*, 1889.

Z. KAHN. *La régénération du foie.* Th. de Paris, 1897.

d'une série d'animaux, ils examinèrent le foie à intervalles très rapprochés, et voici ce qu'ils constatèrent; après une minute, les capillaires sont dilatés, on constate une leucocytose abondante, des noyaux nombreux; après dix minutes les capillaires très dilatés ont l'endothélium tuméfié et faisant saillie dans la lumière du vaisseau, les leucocytes polynucléés sont abondants *à l'intérieur des capillaires*, le protoplasma des cellules du foie est altéré; on commence à trouver dans le foie quelques bacilles qui n'étaient pas encore apparus au bout d'une minute. Au bout d'une heure, cellules endothéliales tuméfiées, leucocytose abondante, bacilles difficiles à trouver. Après trois heures, même aspect, thrombose leucocytaire marquée dans les capillaires. Pendant vingt-quatre heures, état stationnaire. Au bout de quarante-huit heures, le protoplasma des cellules reprend son aspect normal, de même que les capillaires ; cependant l'endothélium reste gonflé. Le troisième jour, il n'existe plus aucune modification dans la structure du foie.

Peut-être y a-t-il là une explication de l'inégalité des lésions qu'on constate parfois dans des observations qui semblent identiques ; très accusées dans quelques cas, elles paraîtront ailleurs plus minimes, bien que réelles encore. Elles pourront manquer même, bien qu'ayant existé à un moment donné.

En tous cas, les altérations hépatiques nous ont paru toujours moins accusées dans les formes pures de la gastro-entérite que dans les formes compliquées d'abcès sous-cutanés ou de broncho-pneumonie. Le foie est-il plus résistant aux poisons intestinaux, l'apport par la veine porte est-il moins efficace, la barrière épithéliale de l'intestin forme-t-elle un obstacle à la pénétration des poisons? Il m'est impossible de le dire ; un fait demeure : l'intensité généralement moindre des lésions hépatiques quand l'infection ou l'intoxication sont d'origine portale, leur exagération au contraire dès que la circulation générale apporte aussi son contingent de substance morbifique.

Dans les cas où l'enfant aura survécu, quel sera l'*avenir* de ces altérations hépatiques? Sans doute dans un grand nombre de cas la guérison sera complète ; il se passera ici ce qui s'est passé dans l'expérience de Maffucci et Sirleo : les leucocytes extravasés rentreront dans la circulation, l'endothélium des capillaires pourra se reformer, les cellules hépatiques récupéreront toutes leurs propriétés.

Mais peut-on regarder cette évolution comme constante?

C'est là une hypothèse qui semble peu admissible lorsqu'on considère en effet ce qui se passe du côté des reins : des lésions, transitoires et fugaces en apparence, deviendront trop souvent le point de départ d'une néphrite chronique. N'est-il pas vraisemblable que l'hépatite du jeune âge doit, elle aussi, figurer au même titre dans l'étiologie des cirrhoses du foie?

Telle était l'opinion émise déjà par Siredey (1) en 1886, par Laure et Honorat (2) en 1887, à propos des hépatites qui surviennent au cours des maladies infectieuses. Michel Clarke (3) admet que « la cirrhose du foie chez l'enfant a souvent pour point de départ des lésions d'origine infec-

---

(1) Siredey. *Revue de médecine*, 1886.
(2) Laure et Honorat. *Rev. des mal. de l'enfance*, 1887, p. 98.
(3) Clarke. *Brit. med. J.*, 30 juin 1894, p. 407.

tieuse ». Gilbert et Fournier (1) rapportent de même sept observations de cirrhose biliaire chez l'enfant, sans qu'il soit possible de relever d'autre cause que les maladies infectieuses.

Hébrard (2) enfin insiste aussi sur la fréquence de ces cirrhoses consécutives aux infections générales.

Faut-il rappeler encore le cas de Bourdillon (3) (cirrhose hépatique chez un homme de 32 ans, au déclin d'une fièvre typhoïde), celui de Botkine (cirrhose post-cholérique) ?

N'est-il pas légitime de penser que l'analogie, constatée par nous, entre les lésions hépatiques de la gastro-entérite et celles des autres maladies infectieuses, doit se poursuivre jusque dans leurs conséquences? que la gastro-entérite enfin, doit, elle aussi, prendre rang dans l'étiologie de la cirrhose du foie ?

Celle-ci est sans doute moins rare chez l'enfant qu'on ne l'avait dit ; l'étiologie, en revanche, en peut être rarement déterminée d'une façon précise (1).

C'est alors peut-être que la gastro-entérite devra entrer en ligne, soit que, exceptionnellement, les altérations hépatiques poursuivant leur évolution puissent aboutir finalement à la cirrhose, la créant pour ainsi dire de toutes pièces; soit que les éléments hépatiques, altérés d'abord puis réparés en apparence, demeurent cependant plus vulnérables, diminués dans leur valeur fonctionnelle, à la merci souvent

---

(1) GILBERT et FOURNIER. La cirrhose hypertrophique chez les enfants. *Rev. des maladies de l'enfance*, juillet 1895, p. 309.

(2) HÉBRARD. *La cirrhose du foie chez les enfants*. Thèse de Lyon, 1886.

(3) BOURDILLON. Cirrhose atrophique dans le déclin de la fièvre typhoïde. *Congrès de l'Association française pour l'avancement des sciences*, 1891.

(4) Voir Bibliographie, page 91.

du premier assaillant, qu'il s'agisse d'une infection nouvelle ou d'une simple intoxication.

S'il est vrai que l'hépatite infectieuse suffise à provoquer la cirrhose ou à créer tout au moins cette préparation du terrain, cette *étiologie interne* rattachée par Kabanoff (1) à des influences héréditaires; s'il est vrai que la gastro-entérite provoquant les mêmes lésions immédiates puisse réclamer une part identique dans la détermination de ces accidents tardifs, il suffira de songer à l'extrême fréquence de cette maladie dans le jeune âge pour comprendre de quel jour se trouvera éclairée l'étiologie souvent si complexe des cirrhoses du foie.

(I) **KABANOFF**. Étiologie des cirrhoses du foie.*Arch. de méd. expérimentale*, 1895.

CONCLUSIONS

Les altérations du foie sont fréquentes au cours de la
gastro-entérite.

Influencées surtout par la durée de la maladie, elles peuvent être assez différentes suivant les cas.

Il y a identité complète, à l'intensité près, entre les
lésions hépatiques qui surviennent au cours des maladies
infectieuses et celles qu'on rencontre dans la gastro-entérite.

Quel que soit le point de départ de l'infection ou de l'intoxication, que l'agent morbifique se transmette par la
veine porte ou par la circulation générale, les lésions hépatiques varient peu. Souvent assez légères dans le premier cas, elles sont généralement beaucoup plus marquées
dans le second : la survenue d'une complication, infection
bronchique ou cutanée, les accentue le plus souvent d'une
façon notable.

Les modifications du côté des capillaires et l'infiltration
leucocytaire sont les altérations le plus fréquemment
observées.

Quelquefois cette infiltration peut revêtir le type des *faux
amas fœtaux*. Ils se distingueront toujours des amas

fœtaux véritables parce qu'ils sont intra-vasculaires, jamais trabéculaires.

Les altérations cellulaires, et l'infiltration graisseuse en particulier, sont au contraire beaucoup moins fréquentes qu'on ne le dit généralement. Elles doivent céder le pas aux lésions précédentes.

Cette infiltration graisseuse n'apporte, quoi qu'on en ait dit, aucune modification dans la coloration des noyaux. Cependant la présence de graisse, même en petite quantité, dans le foie de ces enfants *amaigris et dénourris*, semble l'indice d'un état pathologique de la cellule hépatique et non une simple surcharge alimentaire.

S'il fallait préjuger la cause intime de ces altérations, il semble qu'on devrait surtout soupçonner une origine toxique.

Ces faits ont un intérêt immédiat et un intérêt éloigné : Ils permettent de soupçonner l'insuffisance hépatique dans la gastro-entérite ; ils inspirent des craintes pour l'avenir du foie ainsi touché dès le jeune âge ; et à ce point de vue la gastro-entérite mérite peut-être de prendre rang parmi ces causes vagues qui créent cette prédisposition, cette *étiologie interne* sur lesquelles on a insisté au sujet des cirrhoses du foie.

BIBLIOGRAPHIE (1)

Baginski. — *Lehrbuch der Kinderkrank.*, 5 Auflage, 1896, p. 857.

Bernhardt. — (V. FELSENTHAL.)

Betz (FRÉDÉRICK). — Beitrag z. Lehre der fettige Leberhypertrophie im Kindesalter. *Memorabilien.* Heilbronn, 1876, XXI. et Ref. nach. *Virchow Hirsch's Iahresbericht*, 1877, II, 623.

Biedert. — *Lehrbuch der Kinderkranhk.*, 10 Auflage. Stuttgart, 1890, p. 184.

Bourdillon. — Cirrhose atrophique dans le déclin de la fièvre typhoïde. *Congrès de l'Association française pour l'avancement des sciences*, 1891.

Claude. — *Essai sur les lésions du foie et des reins déterminées par certaines toxines.* Th. de Paris, 1897.

Czerny. — Gastro-entérite des nouveau-nés. *Iahrbuch fur Kinderheilk.*, Bd 44, 1897, p. 15.

Dauchez. — Note sur 88 numérations comparatives du foie à l'état sain ou pathologique chez l'enfant aux différents âges. *Rev. mens. des mal. de l'enfance*, 1892.

Ewald. — *Eulenburg's Realencyclopedie* (art. Fettleber), III, Auflage, Bd VII, 1895, p. 547.

Felsenthal et **Bernhardt**. — *Arch. f. Kinderh.*, Bd 17, p. 222.

Fournier. — (V. GILBERT.)

Gastou. — *Le foie infectieux.* Th. de Paris, 1893.

Gilbert et **Fournier**. — La cirrhose hypertrophique chez les enfants. *Revue des maladies de l'enfance*, juillet 1895, p. 309.

Hanot. — Les relations de l'intestin et du foie en pathologie. Congrès de Bordeaux. *Arch. gén. de médecine*, 1895-1896.

— Notes sur les taches blanches du foie infectieux. *Soc. biologie*, 1893, p. 469.

---

(1) Nous ne donnons ici que la bibliographie qui a trait à notre sujet. On trouvera à la fin de la thèse de Gastou une bibliographie plus complète sur tout ce qui concerne le foie en général.

Hanot. — Note sur les altérations cellulaires du foie infectieux. *Soc. biologie*, 1893, p. 636.

— Note sur les néo-canalicules biliaires du foie infectieux. *Soc. biologie*, 1893, p. 741.

— Les nodules du foie infectieux. *Soc. de biologie*, 1893, p. 856.

Hebrard. — *Cirrhose du foie chez les enfants*. Th. de Lyon, 1886.

Henoch. — *Volesungen über Kinderkrankh*. Berlin, 1895, p. 564.

Herlitzka. — Quelques particularités de développement et de structure du foie fœtal et infantile. *Lo Sperimentale*, 1894.

Honorat. — (V. Laure.)

Kabanoff. — Étiologie des cirrhoses du foie. *Arch. de méd. expér.*, 1895.

Kahn (**Z**.). — *La régénération du foie*. Th. de Paris, 1897.

Kauthack. — (V. Rolleston.)

Kotliar. — *Arch. de biologie de Saint-Pétersbourg*, 1893.

Laure et Honorat. — Lésions histologiques du foie dans les maladies infectieuses. *Rev. mens. des mal. de l'enfance*, 1887, p. 98, et *Soc. biologie*, 1886.

Legendre. — *Recherches anatomo-pathologiques et cliniques sur quelques maladies de l'enfance*, 1846 (Art. dégénérescence graisseuse du foie), p. 376.

Legry. — *Étude du foie dans la fièvre typhoïde*. Th. de Paris, 1890.

Lesage. — Art. Infections digestives. In *Traité des maladies de l'enfance*, t. II, p. 560.

Löwenstein. — Hypertrophie hépatique des nouveau–nés. *Med. Ztg. Russland*, Saint-Pétersbourg, IV, 1847, 291.

Maffucci. — (V. Sirleo.)

Mya. — Lésions hépatiques dans l'éclampsie. *Lo Sperimentale*, 1893, p. 141.

Neureutter. — (V. Steiner.)

Parrot. — Stéatose du foie. *Soc. anat.*, 1875. — Stéatose viscérale physiologique. *Arch. de Phys. norm. et path.*, t. IV, 1871, p. 27.

Pilliet. — Sur les lésions hépatiques dans l'éclampsie, avec ou sans ictère. *Soc. de biologie*, 1889.

Ponfick. — *Virch. Arch.*, Bd 118, et *Iahresb. der schler. Gesellsch. f. Vaterl. Kultur.*, 1889.

Prus. — Modifications du foie sous l'influence irritative. *Bulletin Soc. anat.*, 1887.

Roger. — *Action du foie sur les poisons*. Th. de Paris, 1887.

— Lésions hépatiques d'origine infectieuse. *Soc. de biologie*, 1893, p. 693.

Rolleston et Kauthack. — Beitrag z. Path. der cystischen Erkrankung der Leber in Neugeborener. *Virch. Arch.*, Bd 130, Hft 3, 1892.

Siredey. — Altérations du foie dans les maladies infectieuses. *Rev. de médecine*, 1886, p. 464.

Sirleo et Maffuci. — Recherches sur le foie dans les maladies infectieuses. *Centralblatt f. allg. Path. u. path. An.* VI, 1894, p. 1.

Smith (Lewis). — Le foie de l'enfant dans l'entérocolite. *London med. record*, 19, 1873, et *Iahrb. f. Kinderh.*, Bd VI, p. 439.

Statkewitsch.—Ueber Veranderungen beim Hungern. *Arch.f. experim. Path. u. Pharmak.*, Bd 33, p. 415.

Steiner et **Neureutter.** — Die fettige u. amyloïde Entartung der Leber im Kindesalter. *Iahrbuch f. Kinderh.* Wien, 1865, VII, 3 Hft, p. 1 — 23.

Thiemiesch. — Ueber Leberdegeneration bei gastro-enteritis der Kinder. *Beiträge z. path. Anat. u. z. allgem. Path.*, Bd XX, 1896, p. 179.

Zanfiresco. — *Albuminurie et indicanurie dans la gastro-entérite des nouveau-nés.* Th. de Paris, 1898.

Ziegler.—*Lehrbuch der allgem. Anat. u. Path.*, VI, Auflage, 1889, p. 112.

Bibliographie spéciale pour la cirrhose chez l'enfant.

Abbé. — Cirrhose aiguë chez un enfant de 7 ans. *Ann. Surg.* Phila., 1895, XXII, 515.

Barvel. —Cirrhose chez un enfant de 18 mois. *Med. reporter*, Calcutta, 1895, VI, 139.

Blagowestchenski. — Cirrhose du foie chez un enfant de 10 ans. *Gaz. des hôpitaux*, 1894, n° 102.

Brown. — Cirrhose chez un enfant de 9 ans. *Arch. of Pediatrics*, janvier 1893.

Clarke Michel. — Cirrhose du foie chez l'enfant. *Brit. med. J.*, 30 juin 1894, p. 107.

Edwards (W.-A.). — *Arch. Pediatrie.* N. Y., 1895, XII, 481.

Edwards (Blanche). — Cirrhose de l'enfance. *Progrès méd.*, n° 2, p. 25, 1892.

d'Espine. — Cirrhose chez un enfant de 6 ans. *Progrès méd.*, 93, n° 32. — Cirrhose bilaire chez un nouveau-né. *Gaz. médicale de Paris*, 1880, 627.

Foot. — Cirrhose du foie chez un enfant. *Dublin. med. J.*, oct. 1873.

Fox. — Un cas de cirrhose chez un enfant de 11 ans. *Brit med.J.*, 1879, 938.

Geselvich. — Cirrhose de l'enfant. *Bolnitsch. Gaz. Botkina*, 1895. Saint-Pétersbourg, VI, 73, 130.

Ghosh. — Cirrhose de l'enfant. *Indian M. Rec.* Calcutta, 1895, VIII, 248.

Hall. — Cirrhose du foie chez une petite fille. *Saint Barthol. hosp. Rep.*, XXVIII, p. 167.

Hebrard. — *Les cirrhoses du foie chez l'enfant.* Th. de Lyon, 1886.

Henoch. — Cirrhose du foie chez l'enfant. *Charité Annalen*, XIII, Jahrb., 1890.

Jollye. — Cirrhose hépatique chez deux enfants de la même famille. *Brit. med. J.*, 23 avril 1892.

Kahlden. — La cirrhose du foie chez l'enfant. *Münch. med. Woch.*, 7 et 8, 1888.

Köster (H.). — Gros foie chez un enfant de 2 ans. *Jahrb. f. Kinderh.* Bd 40, 269.

Laurent. — *Hépatite interstitielle chronique de l'enfant*, Th. de Paris, 1893.

Marinescu. — Cirrhose hypertrophique avec ictère chronique chez l'enfant. *Rev. mal. de l'enfance*, oct. 1895.

Morel-Lavallée, — Cirrhose du foie, de la rate et du rein chez un enfant de 5 ans. *Rev. mal. de l'enfance*, avril 1885.

Neumann. — Cirrhose congénitale du foie. *Berlin. klin. Woch.*, 90, XXX, 445.

— Cirrhose du nouveau-né. — *Idem.*, 1894, 19.

Oliver. — Cirrhosis of the liver (three Months). *Brit. med. J.* London, 1880, p. 846.

Osmerod. — Cirrhose du foie chez une enfant. *Saint–Barthol. hosp. Rep.*, XXVI, 1891.

Parker. — Cirrhose du foie chez un enfant. *Brit. med.*, 22 févr. 1896.

Politzer. — Atrophie aiguë partielle chez un nouveau-né. *Jahrb. f. Kinderh.* Wien, 1859, III, 40-44.

Porembski. — *Des cirrhoses hépatiques chez les enfants*, Th. Paris, 1891.

San-Diego. — Cirrhose du foie dans l'enfance. *Indépend. méd.*, Paris, 1895, I, 5.

Saunal. — *La cirrhose alcoolique chez les enfants*. Th. Paris, 1892.

Stack. — La cirrhose du foie chez l'enfant. *Practitioner*, mars 1892.

Steffen. — Hépatite interstitielle chronique de l'enfant. *Jahrb. f. Kinderh.*, 41, 1896.

— Cirrhoses hépatiques infantiles. *Jahrb. f. Kinderh.*, 1869, t. II, n. XV.

Stell. — Cirrhose du foie chez un enfant de 3 mois. *Brit. med. J.*, 1014, 1880-81.

Stocking. — Cirrhose chez un enfant de 11 mois. *Med. Rep.*, Calcutta, 1895, VI, 42.

Taylor. — Cirrhose du foie chez l'enfant. *Guy's hosp. Rep.*, LII, p. 45-96.

Titen. — Cirrhose du foie chez l'enfant. *Brit. med. J.*, 16 juill. 1892.

Tödten. — *Cirrhose du foie chez l'enfant*. Munchen, 1892, J. F. Lehmann.

Tordeus. — Cirrhose hypertrophique avec ictère chronique chez un enfant de 9 ans. *J. de méd. de Bruxelles*, 20 novembre 1889.

Unterberger. — Cirrhose du foie chez un enfant de 5 ans. *Iahrb. f. Kinderh.*, 1876, t. IX, p. 390.

Weber. — Cirrhose du foie chez l'enfant. *London path. Soc.*, 2 av. 1895.

Zehnpfennig. — *Cirrhose du foie chez l'enfant*. Tubingen, 1890.

TABLE DES MATIÈRES